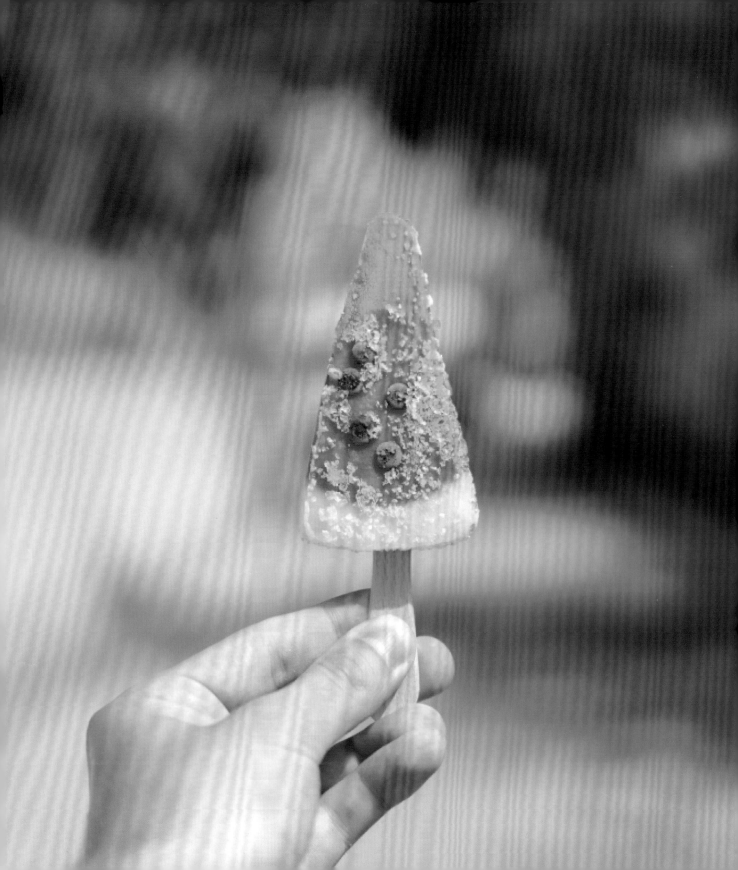

小眼睛看世界

人体大百科

李唐文化工作室／编

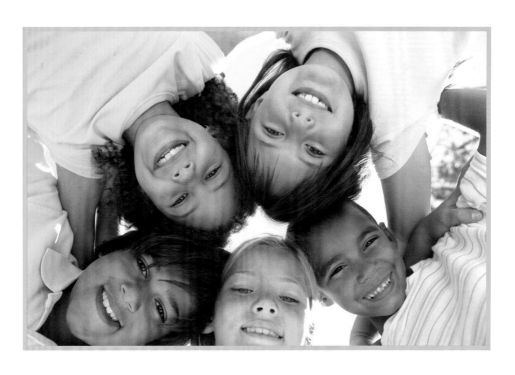

吉林摄影出版社

·长春·

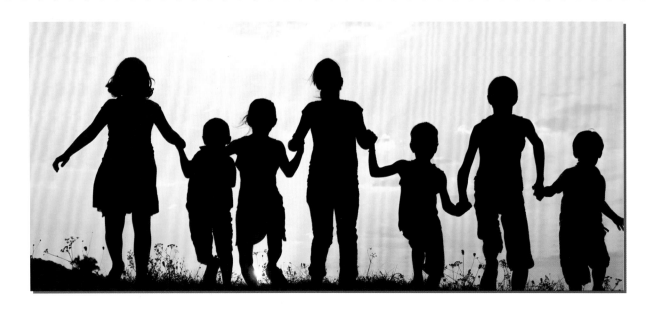

图书在版编目（CIP）数据

人体大百科 / 李唐文化工作室编 . — 长春：吉林摄影出版社，2018.10（2024.10 重印）
（小眼睛看世界）
ISBN 978-7-5498-3810-3

Ⅰ．①人… Ⅱ．①李… Ⅲ．①人体—少儿读物 Ⅳ．① R32-49

中国版本图书馆 CIP 数据核字 (2018) 第 223058 号

XIAO YANJING KAN SHIJIE RENTI DA BAIKE

小眼睛看世界 人体大百科

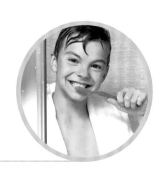

编　　者：李唐文化工作室	发　　行：吉林摄影出版社
出版人：车　强	地　　址：长春市净月高新技术产业开发区福祉大路
责任编辑：岳青霞	5788 号龙腾国际大厦 A 座 17 楼
责任校对：刘　佳	邮　　编：130118
封面设计：华唐文化工作室	电　　话：总编办：0431-81629821
开　　本：880mm×1230mm　1/20	发行科：0431-81629829
印　　张：6	网　　址：http://jlsycbs.com.cn/
字　　数：150 千字	印　　刷：吉林省科普印刷有限公司
版　　次：2018 年 10 月第 1 版	书　　号：ISBN 978-7-5498-3810-3
印　　次：2024 年 10 月第 10 次印刷	定　　价：24.80 元
出　　版：吉林摄影出版社	

目 录
Contents

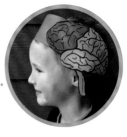

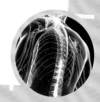

独一无二的你

在这个世界上，没有一个人会和你长得一模一样。你是独一无二的。不过，虽然你和别人长得不一样，但是构成你身体的物质，却和别人是完全一样的。而且，我们每个人的身体结构都是相同的，每个身体器官的功能也都是相同的。

就像拼图游戏一样，你的身体是由成千上万个部件构成的。细胞是人体结构和功能的基本单位；形态相似、功能相同的细胞组成组织；数种细胞组织构成器官；各个器官按照一定的顺序排列在一起形成系统，维持人体的正常运转。

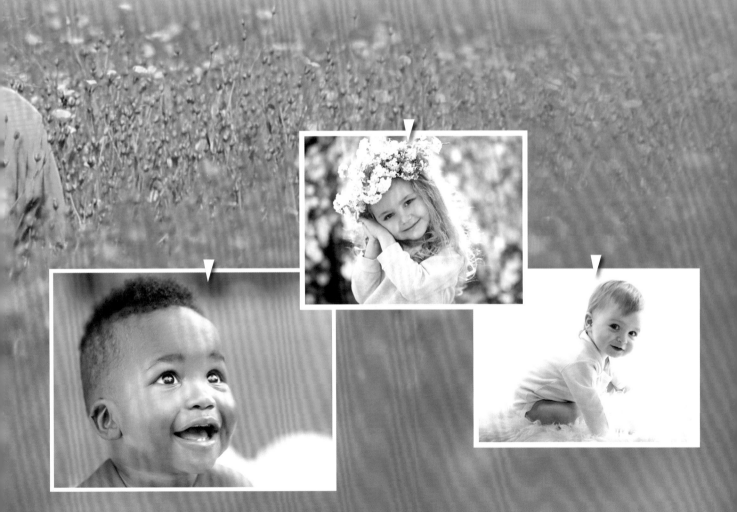

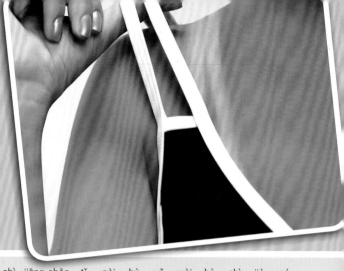

<ruby>皮<rt>pí</rt></ruby> <ruby>肤<rt>fū</rt></ruby>

<ruby>皮<rt>pí</rt></ruby><ruby>肤<rt>fū</rt></ruby><ruby>是<rt>shì</rt></ruby><ruby>人<rt>rén</rt></ruby><ruby>体<rt>tǐ</rt></ruby><ruby>最<rt>zuì</rt></ruby><ruby>大<rt>dà</rt></ruby><ruby>的<rt>de</rt></ruby><ruby>器<rt>qì</rt></ruby><ruby>官<rt>guān</rt></ruby>，<ruby>是<rt>shì</rt></ruby><ruby>将<rt>jiāng</rt></ruby><ruby>身<rt>shēn</rt></ruby><ruby>体<rt>tǐ</rt></ruby><ruby>内<rt>nèi</rt></ruby><ruby>部<rt>bù</rt></ruby><ruby>与<rt>yǔ</rt></ruby><ruby>外<rt>wài</rt></ruby><ruby>部<rt>bù</rt></ruby><ruby>世<rt>shì</rt></ruby><ruby>界<rt>jiè</rt></ruby><ruby>隔<rt>gé</rt></ruby><ruby>离<rt>lí</rt></ruby><ruby>的<rt>de</rt></ruby><ruby>一<rt>yī</rt></ruby><ruby>道<rt>dào</rt></ruby><ruby>屏<rt>píng</rt></ruby><ruby>障<rt>zhàng</rt></ruby>，<ruby>具<rt>jù</rt></ruby><ruby>有<rt>yǒu</rt></ruby><ruby>保<rt>bǎo</rt></ruby><ruby>护<rt>hù</rt></ruby><ruby>和<rt>hé</rt></ruby><ruby>感<rt>gǎn</rt></ruby><ruby>觉<rt>jué</rt></ruby><ruby>的<rt>de</rt></ruby><ruby>作<rt>zuò</rt></ruby><ruby>用<rt>yòng</rt></ruby>，<ruby>还<rt>hái</rt></ruby><ruby>能<rt>néng</rt></ruby><ruby>帮<rt>bāng</rt></ruby><ruby>助<rt>zhù</rt></ruby><ruby>我<rt>wǒ</rt></ruby><ruby>们<rt>men</rt></ruby><ruby>控<rt>kòng</rt></ruby><ruby>制<rt>zhì</rt></ruby><ruby>体<rt>tǐ</rt></ruby><ruby>温<rt>wēn</rt></ruby>。<ruby>皮<rt>pí</rt></ruby><ruby>肤<rt>fū</rt></ruby><ruby>分<rt>fēn</rt></ruby><ruby>为<rt>wéi</rt></ruby><ruby>表<rt>biǎo</rt></ruby><ruby>皮<rt>pí</rt></ruby><ruby>和<rt>hé</rt></ruby><ruby>真<rt>zhēn</rt></ruby><ruby>皮<rt>pí</rt></ruby><ruby>两<rt>liǎng</rt></ruby><ruby>层<rt>céng</rt></ruby>。

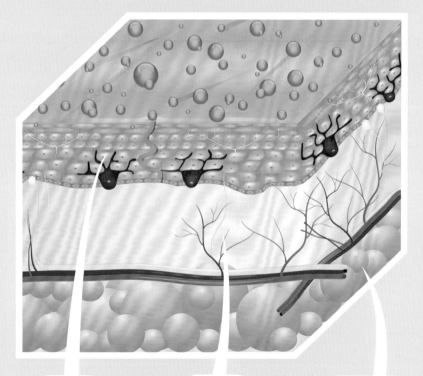

表皮层　　　真皮层　　　皮下组织

<ruby>真<rt>zhēn</rt></ruby><ruby>皮<rt>pí</rt></ruby><ruby>比<rt>bǐ</rt></ruby><ruby>表<rt>biǎo</rt></ruby><ruby>皮<rt>pí</rt></ruby><ruby>厚<rt>hòu</rt></ruby>，<ruby>包<rt>bāo</rt></ruby><ruby>含<rt>hán</rt></ruby><ruby>汗<rt>hàn</rt></ruby><ruby>腺<rt>xiàn</rt></ruby>、<ruby>血<rt>xuè</rt></ruby><ruby>管<rt>guǎn</rt></ruby><ruby>和<rt>hé</rt></ruby><ruby>其<rt>qí</rt></ruby><ruby>他<rt>tā</rt></ruby><ruby>结<rt>jié</rt></ruby><ruby>构<rt>gòu</rt></ruby>，<ruby>皮<rt>pí</rt></ruby><ruby>肤<rt>fū</rt></ruby><ruby>的<rt>de</rt></ruby><ruby>许<rt>xǔ</rt></ruby><ruby>多<rt>duō</rt></ruby><ruby>功<rt>gōng</rt></ruby><ruby>能<rt>néng</rt></ruby><ruby>都<rt>dōu</rt></ruby><ruby>靠<rt>kào</rt></ruby><ruby>它<rt>tā</rt></ruby><ruby>完<rt>wán</rt></ruby><ruby>成<rt>chéng</rt></ruby>。

你知道吗？手指上布满感受器，感觉灵敏，令人难以置信。你注意到自己手指的纹路了吗？那是指纹。指纹主要有箕形纹、斗形纹和弓形纹 3 种类型。世界上没有一个人的指纹是和别人一样的，正因为这样，警察才可以利用指纹来鉴定罪犯。

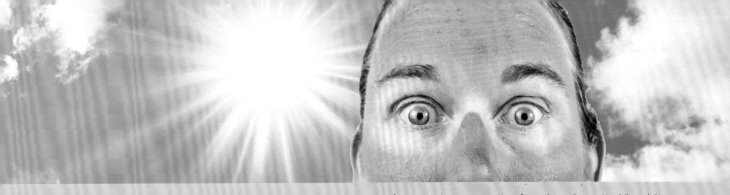

阳光中的紫外线能损害皮肤细胞。皮肤里有一种黑色素，是一种褐色的自然色素。黑色素能够透入真皮细胞，形成屏障，把紫外线挡住。阳光充足时，黑色素增多，人们的皮肤就会变黑。

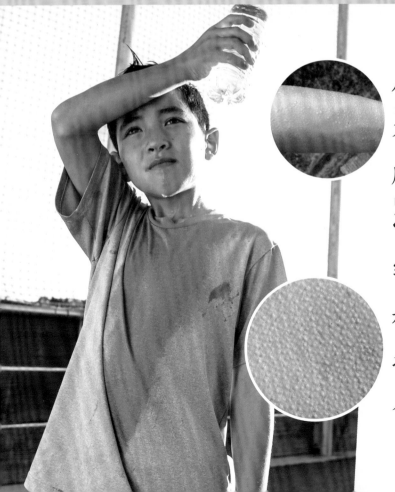

皮肤能稳定人体的温度，使其保持在37℃左右。外界环境过热时，皮肤会通过排汗来降温；过冷时，皮肤中的立毛肌收缩，使皮肤表面的汗毛竖起，以便把温热的空气保持在其中，于是皮肤上就会出现鸡皮疙瘩。

9

<ruby>毛<rt>máo</rt></ruby> <ruby>发<rt>fà</rt></ruby>

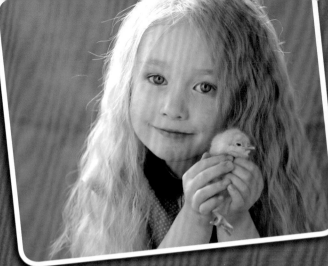

毛发是从皮肤里长出来的，包括头发、胡须、体毛、眉毛等。它们是由死去的细胞所形成的，这些细胞里充满一种叫角蛋白的坚韧物质。我们的身体上有数以百万计的毛发，既有较粗、较长的头发，也有较细、较短的汗毛。

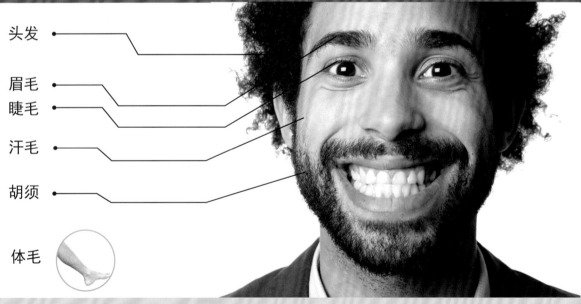

头发

眉毛

睫毛

汗毛

胡须

体毛

你知道吗？头发的形状取决于毛囊的形状。圆形的毛囊生出直发，卵圆形的毛囊生出波浪发，扁平的毛囊生出鬈发。而头发的颜色则取决于基因。

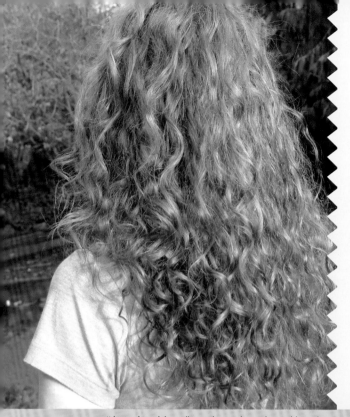

头发可以保护头部免受阳光的暴晒。每个人大约有10万根头发，它们是从头皮的毛囊里长出来的。人平均每天大约会脱落120根头发，但是不用担心会掉光，它们会马上被新生的头发所取代。

睫毛不仅能够遮蔽阳光，避免太阳光直射眼睛，还能挡住灰尘，并通过眨眼的动作来警示大脑：有东西要进入眼睛里。

汗毛非常纤细，也很敏感。有什么东西飞落在汗毛上，你就会感觉到，并做出相应的反应，以免受到侵害。

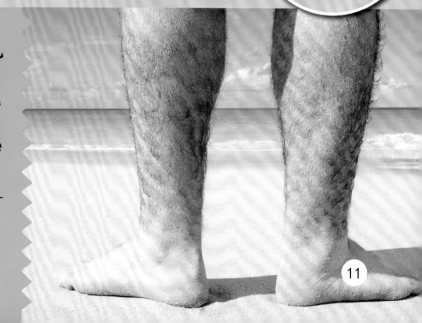

11

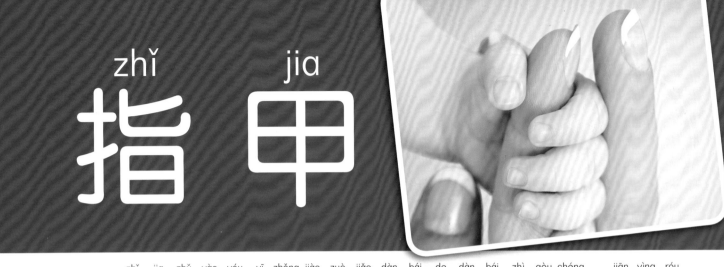

指甲
zhǐ jia

指甲主要由一种叫作角蛋白的蛋白质构成，坚硬柔韧，有保护手指的作用，但没有生命，里面也没有能感受痛的神经。因此，修剪指甲的时候，我们不会感觉到疼痛。

你知道吗？我们的手指尖非常敏感，盲人甚至可以通过触摸的方式来"读书看报"。

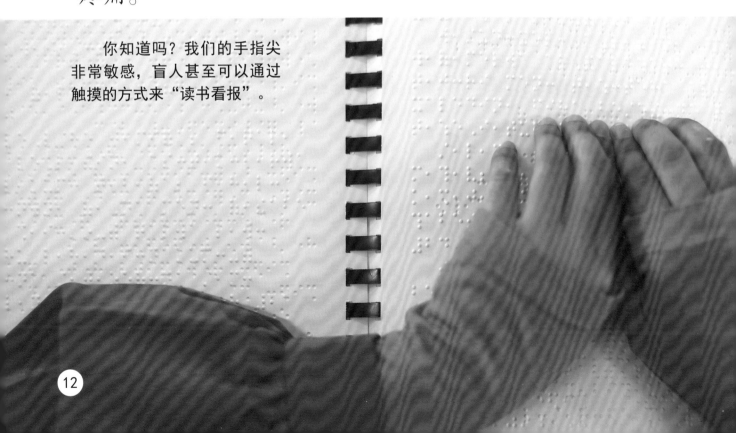

12

指甲缝儿里经常藏着泥土等脏东西，成为滋生细菌的温床，因此要勤剪指甲。

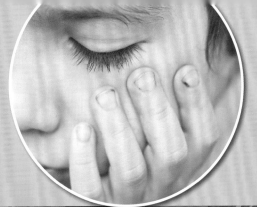

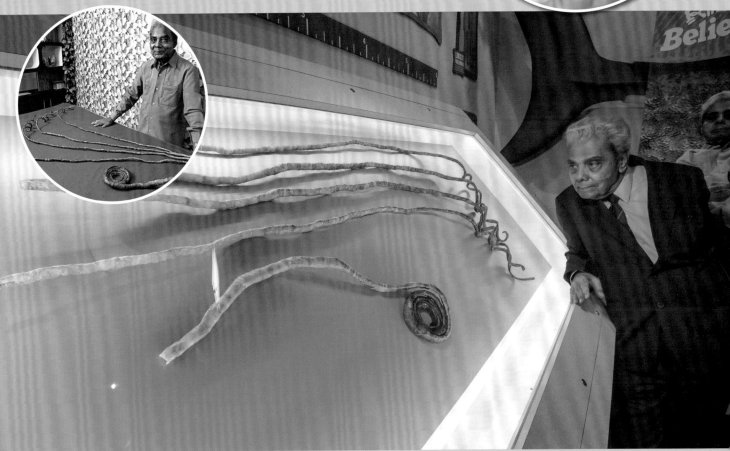

指甲的生长速度很快，如果一年不剪指甲，它们会持续生长3.6厘米长。印度人施瑞德·齐拉奥自1952年起停止剪指甲，到了1995年，他的指甲长到了574厘米长。

人体上的寄生物

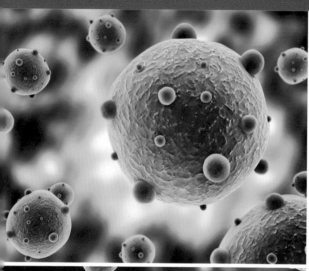

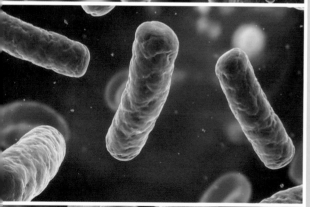

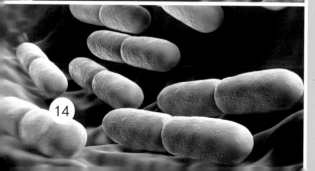

人体表面存在着大量的细菌、真菌、寄生虫等寄生物，它们躲在人的毛发里、皮肤上，有的肉眼可见，比如头虱、跳蚤、臭虫，有的要在显微镜下才看得见，比如螨虫、细菌和各种真菌。这些寄生物以人体为家，许多以我们的皮肤细胞和油脂为食，有一些则吸食我们的血液。也有一些寄生物对我们是无害的，有的还能使我们免受其他微生物的侵害。

头虱在头发之间爬行，通过吸血来维持生存，不吸血时会紧紧抓住头发。头虱通过人与人的接触传播。除了用药和经常洗头发、洗澡保持清洁外，还可以用密齿梳子反复梳头发的方法来去除头虱。

足部的致病性真菌会侵袭我们足部的角质层，导致发痒、发炎、糜烂，形成足癣。

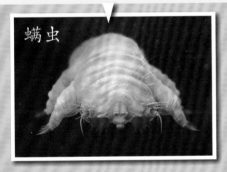

螨虫

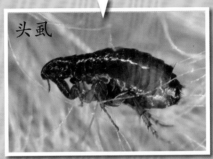

头虱

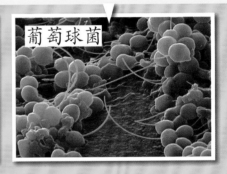

葡萄球菌

皮脂腺螨寄生在皮脂腺里，可以导致痤疮、酒渣鼻等皮肤病。

葡萄球菌会保护人体免受危险微生物的侵害，它们生活在潮湿、温暖的地方，如腋窝中，能阻止其他有害细菌、真菌在身体表面定居。

运动系统

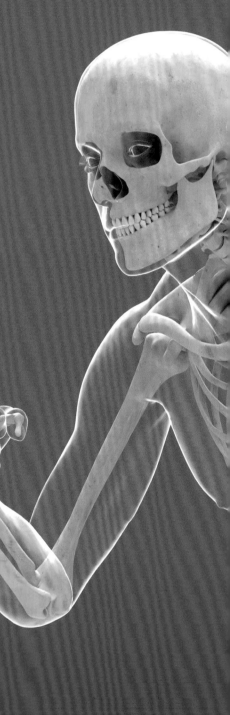

运动系统由骨骼、关节和骨骼肌组成。骨骼像大树的枝干，支撑着整个人体，骨骼肌像大树的叶子，附着在枝干上面，关节是骨与骨相连的地方。

在这一章里，我们可以了解到不同部位的骨骼各有什么作用，关节是怎样活动的，身体的动作是如何完成的，面部为什么能做出不同的表情，失重是怎么一回事等等，从而更加深入地认识人体。

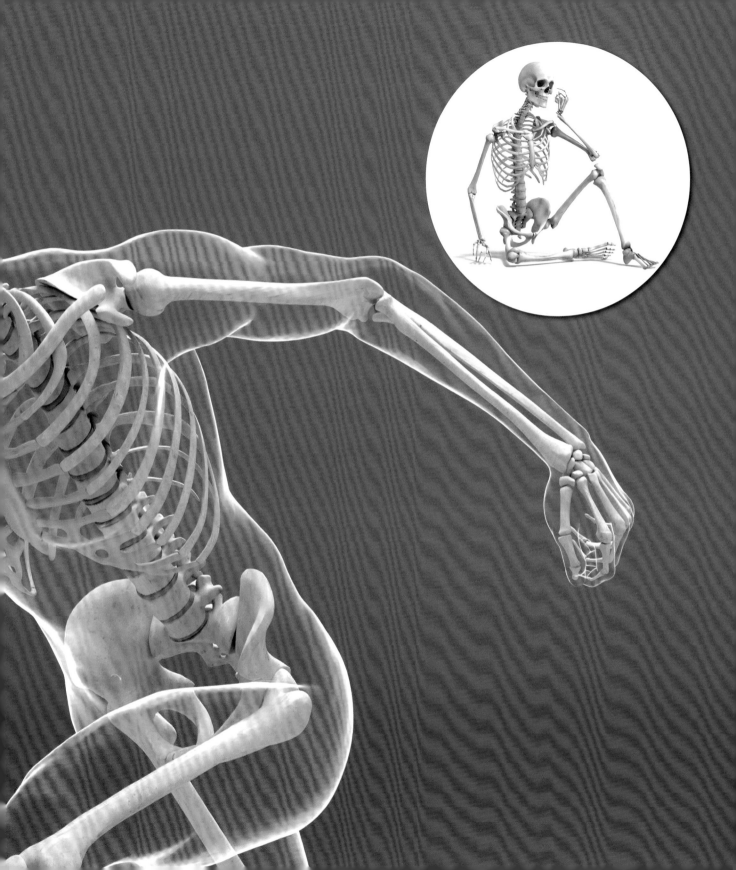

坚硬的头部

头骨也称颅骨，是骨骼系统中结构最复杂的部分，由23块骨头构成。头骨保护着我们的脑组织和主要感觉器官，就像摩托车手戴的防撞头盔。

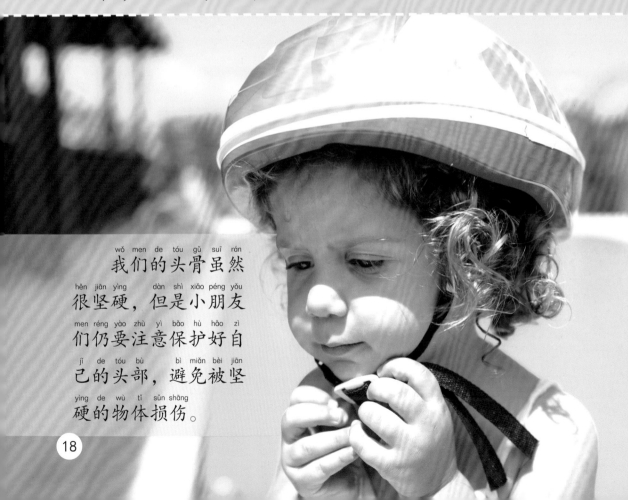

我们的头骨虽然很坚硬，但是小朋友们仍要注意保护好自己的头部，避免被坚硬的物体损伤。

gēn jù tóu gǔ huà shí kě yǐ tàn xún rén lèi de qǐ yuán
根据头骨化石可以探寻人类的起源。
nián zhōng guó gǔ rén lèi xué jiā péi wén zhōng xiān sheng zài fáng shān
1929 年，中国古人类学家裴文中先生在房山
zhōu kǒu diàn fā jué chū le dì yī kē wán zhěng de běi jīng yuán rén tóu
周口店发掘出了第一颗完整的"北京猿人"头
gài gǔ huà shí zhè wèi rén lèi jìn huà lǐ lùn tí gōng le yǒu lì de shí zhèng
盖骨化石，这为人类进化理论提供了有力的实证。

tóu gǔ suī rán yóu duō kuài gǔ tou zǔ chéng dàn tā men dà bù fen bǐ cǐ jǐn mì xián
头骨虽然由多块骨头组成，但它们大部分彼此紧密衔
jiē wú fǎ yí dòng zhǐ yǒu xià hé gǔ shì kě yǐ dòng de wǒ men de yá chǐ jiù zhǎng
接，无法移动，只有下颌骨是可以动的，我们的牙齿就长
zài shàng hé gǔ hé xià hé gǔ shang
在上颌骨和下颌骨上。

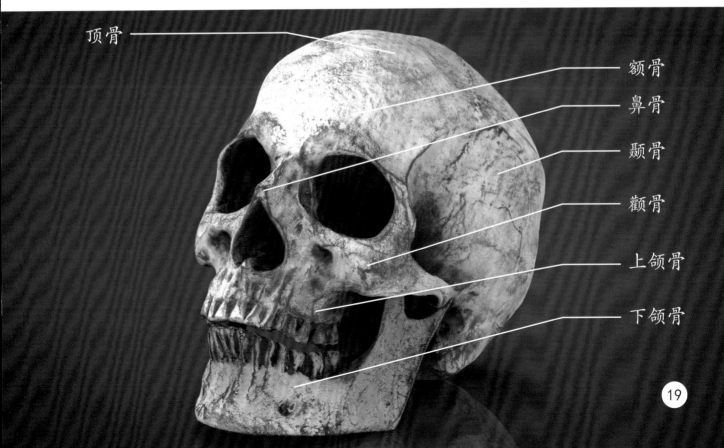

顶骨

额骨

鼻骨

颞骨

颧骨

上颌骨

下颌骨

柔韧的脊柱

我们的脊柱就像一条长长的链子，从上至下连接着头颅和髋部。这个S形的脊柱由26块脊椎骨构成，包括颈椎7块、胸椎12块、腰椎5块、骶骨和尾骨各1块。脊柱是有弹性的，前、后、侧面都能弯曲。

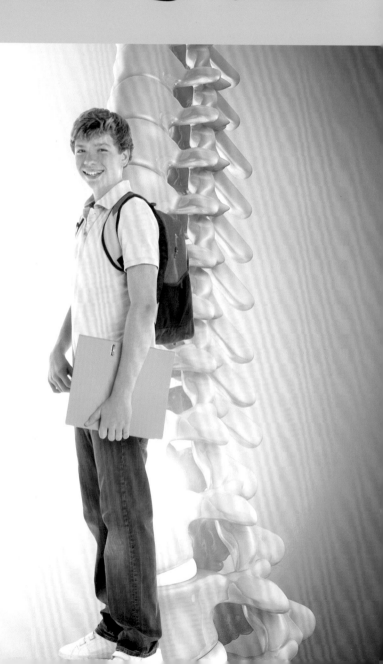

多个脊椎骨的孔洞连接到一起，形成了一个"隧道"，脊髓就藏在这个长长的"隧道"里。脊髓是重要的神经纤维束，上面连着脑，能帮助脑传递信息。脊髓横切面的中央部分较暗，称为灰质。患有脊髓灰质炎（小儿麻痹症）的人，严重的会瘫痪，甚至有生命危险。

为了保护脊柱，预防驼背和脊柱弯曲，我们要保持正确的坐姿和站姿，尤其是青少年，正处于成长发育的重要阶段，更要多多锻炼身体。

你知道吗？我们的颈椎骨数量与长颈鹿相同，只不过长颈鹿的每块颈椎骨都比我们的长。

guān jié
关 节

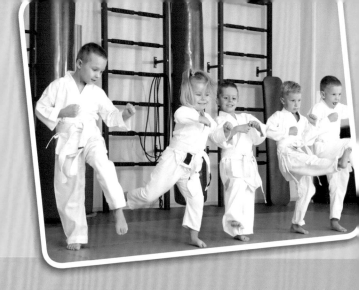

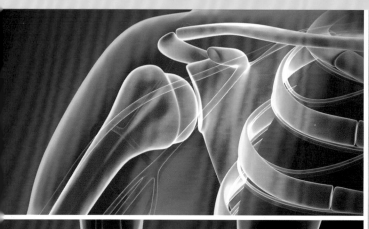

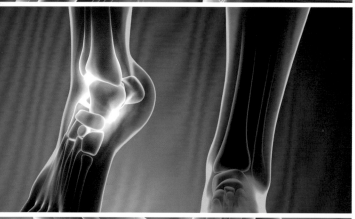

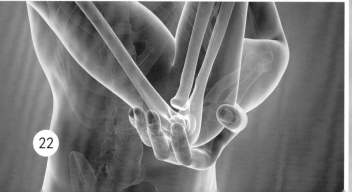

骨头与骨头之间相连接的地方称为骨连接，能活动的骨连接称为关节，一般由关节面、关节囊和关节腔三部分构成。关节面是两个以上相邻骨的接触面，覆盖着一层光滑的软骨，可减少运动时的摩擦；关节囊很坚韧，能把相邻的两块骨头牢固地联系起来；关节腔是关节软骨和关节囊围成的狭窄间隙。

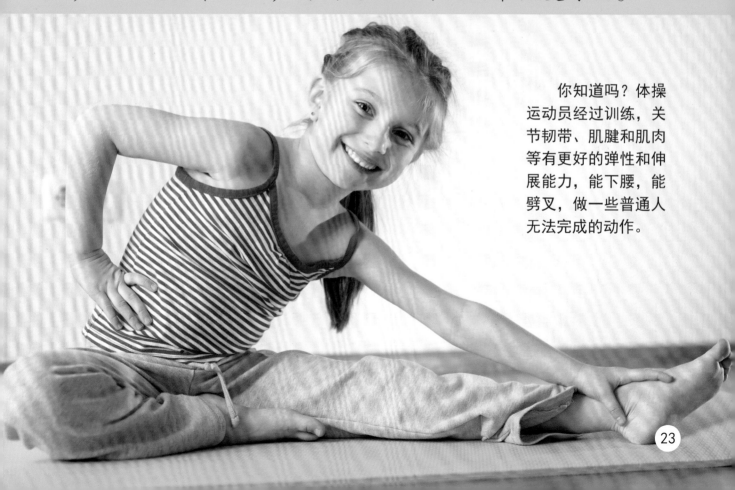

yǒu xiē guān jié hái yǒu yī xiē fǔ zhù jié gòu rú rèn
有些关节还有一些辅助结构，如韧

dài kě yǐ jiā qiáng gǔ de wěn gù xìng
带，可以加强骨的稳固性。

yǒu le néng gòu zì yóu huó dòng de guān jié wǒ men cái kě yǐ wán chéng pǎo tiào
有了能够自由活动的关节，我们才可以完成跑、跳、

tī xiě děng dòng zuò yě yǒu yī xiē gǔ lián jiē shì gù dìng de bù néng huó dòng rú
踢、写等动作。也有一些骨连接是固定的，不能活动，如

lú gǔ jiān de fèng er róng hé zài yī qǐ yǐ bǎo hù wǒ men de nǎo
颅骨间的缝儿融合在一起，以保护我们的脑。

yǒu shí tū rán de pèng zhuàng hé dǎ jī huì shǐ gǔ tou piān lí zhèng cháng de wèi
有时，突然的碰撞和打击会使骨头偏离正常的位

zhì zhè jiù shì guān jié tuō jiù xū yào tōng guò zhì liáo shǐ guān jié huī fù yuán wèi
置，这就是关节脱臼，需要通过治疗使关节恢复原位。

你知道吗？体操运动员经过训练，关节韧带、肌腱和肌肉等有更好的弹性和伸展能力，能下腰，能劈叉，做一些普通人无法完成的动作。

23

yùn dòng hé duàn liàn
运动和锻炼

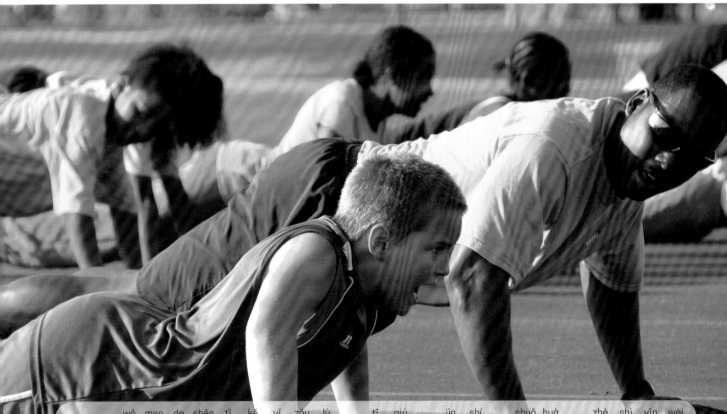

wǒ men de shēn tǐ kě yǐ zǒu lù tī qiú jìn shí shuō huà zhè shì yīn wèi
我们的身体可以走路、踢球、进食、说话，这是因为
zài dà nǎo fā chū xìn hào yǐ hòu jī ròu huì qiān lā xiāng yìng de gǔ tou shǐ wǒ men wán
在大脑发出信号以后，肌肉会牵拉相应的骨头，使我们完
chéng zhè xiē dòng zuò
成这些动作。

肌肉经常使用，才会越来越结实有力，因此，要想强壮，就要注重锻炼身体。同时，还要摄入足够的营养，如富含蛋白质的蛋、奶、鱼和肉类，富含碳水化合物的面食、米饭和薯类，以及富含维生素、纤维素的水果、蔬菜。及时而充足地补充营养，身体才会健康成长。锻炼过度而营养不足，反而对身体有害。

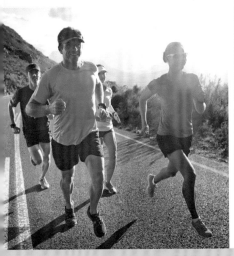
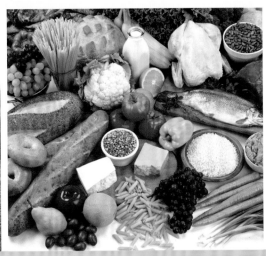
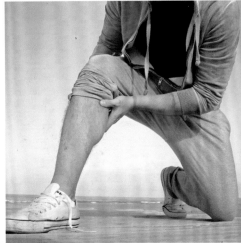

运动过后，很多人会感到肌肉酸痛。主要原因是体内产生了大量叫作乳酸的物质。及时补充蛋白质，再配合必要的休息，酸痛通常会在 48 小时内消失。

你知道吗？身体里动作最快的肌肉是活动眼球的肌肉。我们的目光转移只需要 0.02 秒便可完成。

丰富的表情

快乐、悲伤、愤怒、害怕、惊讶、兴奋，全世界的人都能辨认这些表情。能做出表情是人类与生俱来的本领。人的面部有数十块肌肉，在大脑信号的控制下，这些肌肉可以通过收紧、拉伸及放松产生极其丰富的表情。

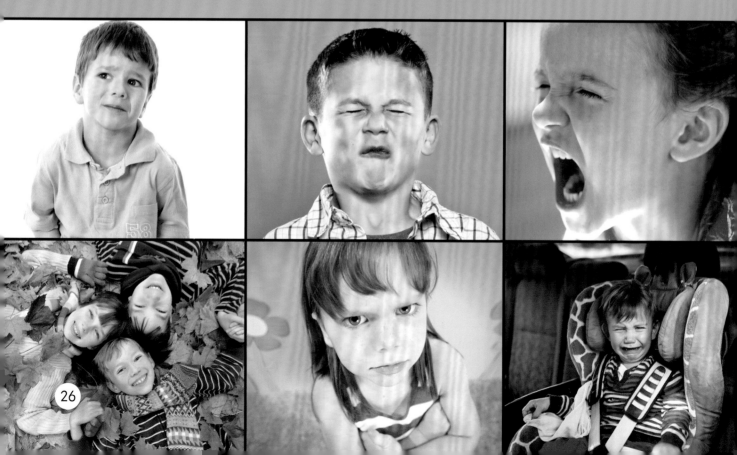

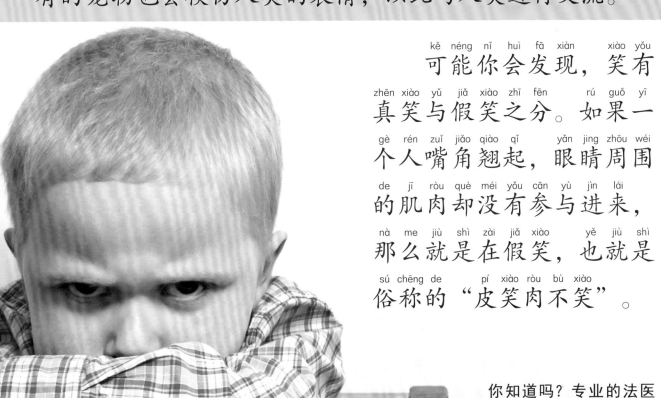

面部表情能够传递某种信息，如遇到高兴的事会大笑，听到不可思议的事会惊讶，心情不好时会悲伤……表情是人类最原始的沟通方式，经常会不假思索地表现出来。婴儿不会说话，但会使用各种表情，如用哭泣或睁大眼睛来引起别人的注意。有的宠物也会模仿人类的表情，以此与人类进行交流。

可能你会发现，笑有真笑与假笑之分。如果一个人嘴角翘起，眼睛周围的肌肉却没有参与进来，那么就是在假笑，也就是俗称的"皮笑肉不笑"。

你知道吗？专业的法医艺术家可以在骷髅上重建面部肌肉，这可以给历史学家提供关于历史人物相貌的信息。

27

运动与创伤

健康的体魄离不开适量的运动。无论是跑步、游泳，还是打球、骑车，人体的运动都要依靠脑、关节、肌肉协调进行。做运动也要讲究科学，要做好准备工作。

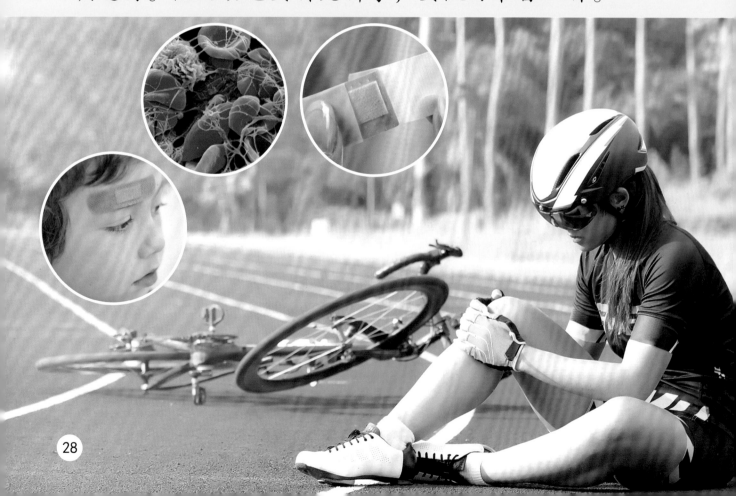

人体剧烈活动时，各个器官和系统都处于高度紧张的状态。达到这一状态需要有个调整的过程，所以要先进行热身，以防在运动时发生意外。

运动前还要适当地补充营养，比如蛋白质和适量的水分，以供运动中消耗。

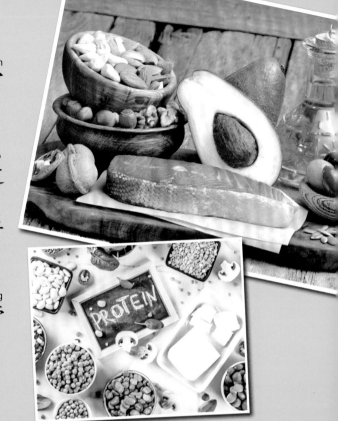

运动给我们带来活力，但是运动不当也会给我们带来痛苦，比如受伤。轻微的受伤流血我们可以自己进行简单处理，用酒精或碘伏消毒，并用干净的纱布包扎即可。如果受伤严重，就要去医院进行专业的处理与治疗了。

shī zhòng
失重

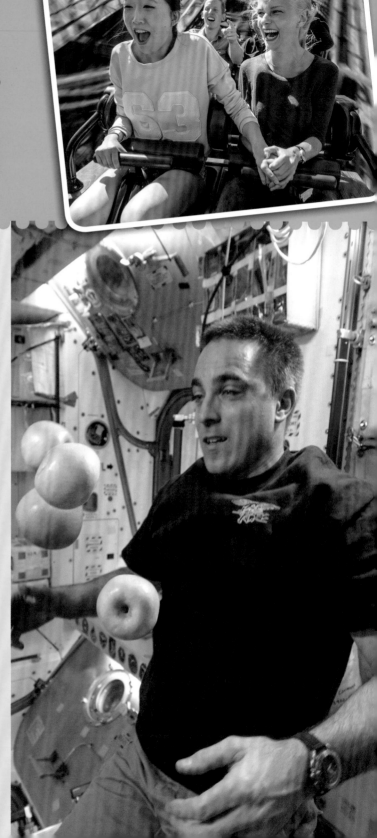

失重就是零重力。玩过山车时，当我们从最高点向下滑的过程中会明显感觉到这种状态。生活在地球上的我们，受到地心引力的影响，通常不会感觉到失重，而宇航员在太空中因为感受不到重力，不能稳稳地站立，所以会像氢气球一样飘来飘去。

你知道吗？宇航员的脊柱在太空中会变长，身体也会随之增高大约5厘米。但是，当他们返回地球后，身高就会恢复正常。

在太空中，失重会使骨骼变得脆弱——骨骼不用支持体重，缺乏锻炼，所以很容易骨折。另外，由于没有地心引力的作用，人在太空中血液不是向下流，而是向上流，因此会感觉到鼻塞，脸变胖，腿变细，这被称为"太空鸟腿现象"。

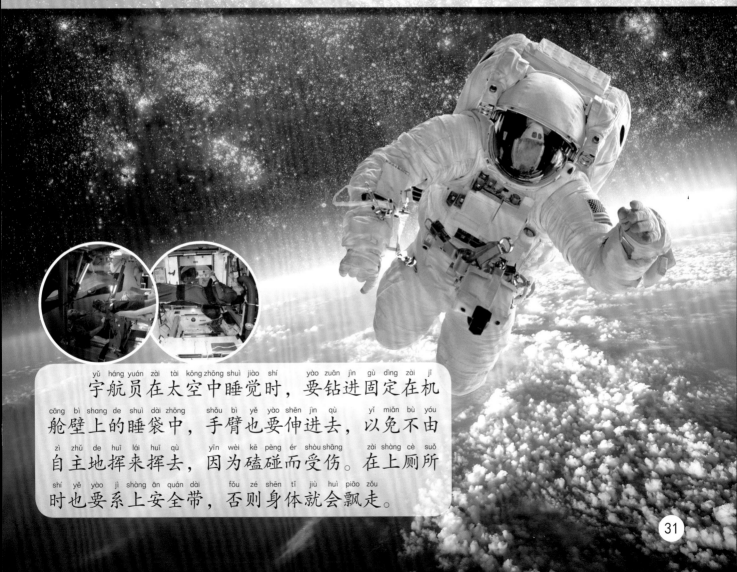

宇航员在太空中睡觉时，要钻进固定在机舱壁上的睡袋中，手臂也要伸进去，以免不由自主地挥来挥去，因为磕碰而受伤。在上厕所时也要系上安全带，否则身体就会飘走。

31

循环系统

心脏、血管、血液等组成了循环系统。

心脏是人体的"发动机"。你的心脏通常比你的拳头稍大一点儿，每分钟都在搏动，为血液循环提供动力。

血液分为动脉血和静脉血。动脉血含较多的氧，呈鲜红色；静脉血含较多的二氧化碳、尿素等代谢废物，呈暗红色。

动脉血从心脏出发，把氧和营养物质输送到身体各处，接受代谢产生的废物后，变成静脉血，再返回心脏。这一过程称为体循环。

静脉血从心脏出发，流经肺部，接受氧，排出二氧化碳，变成动脉血，返回心脏。这一过程称为肺循环。

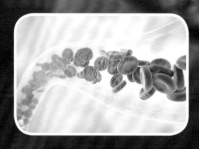
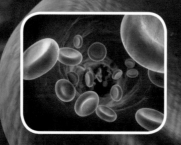
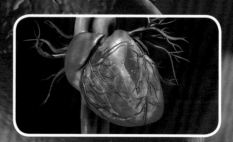

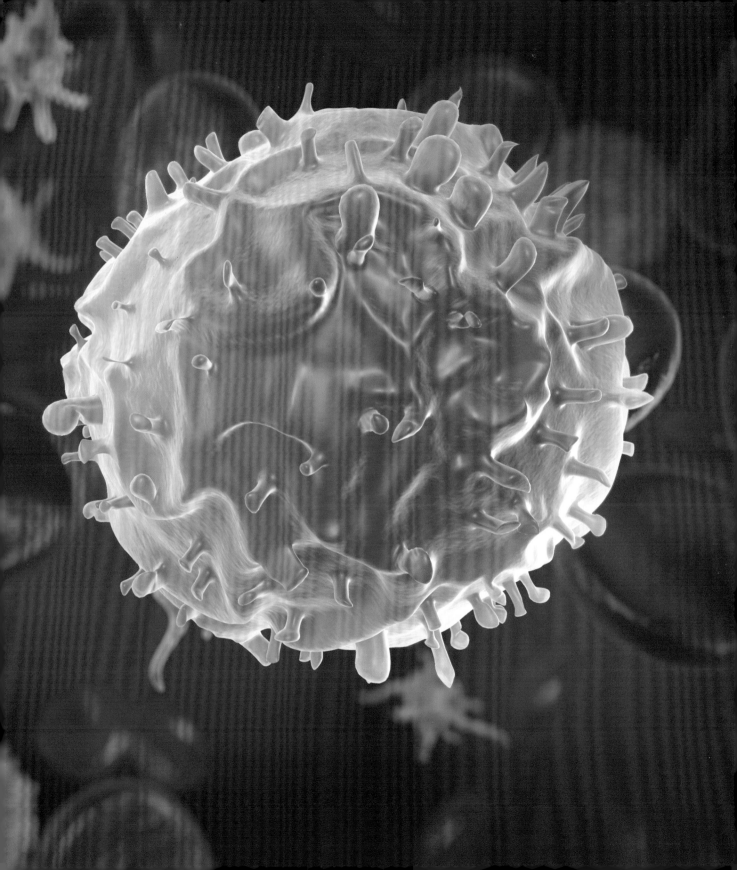

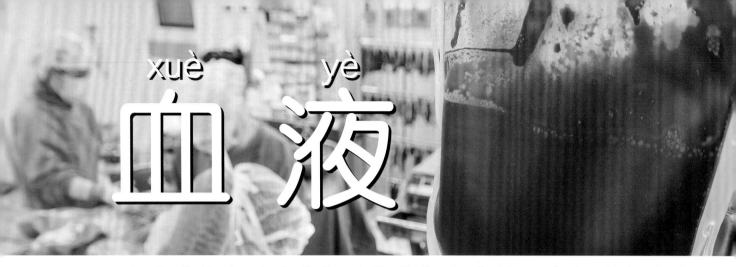

xuè yè
血液

人体内部的血液就像一条流动的小河，心脏如同一个泵站，将血液输送到身体各个部位。

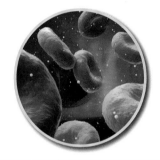
红细胞

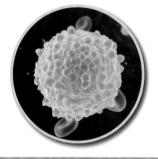
白细胞

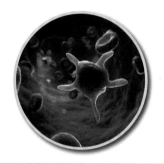
血小板

血液中淡黄色的液体称为血浆，剩下的就是血细胞，分为红细胞、白细胞和血小板。红细胞是身体里数量最多的细胞，主要成分是血红蛋白，能够携带氧气；白细胞是体积最大的血细胞，负责抵御外敌；血小板具有凝血作用，帮助愈合伤口。血液通过血管在全身流动，将养料和氧气带到身体各处，并带走代谢产生的废物。

人的血型主要有4种：A型、B型、AB型和O型。你属于哪种血型，决定于你的血液中存在哪种抗原。A血型的人，其血液里的红细胞携带A抗原；B血型的人，其血液里的红细胞携带B抗原；O血型的人，不携带抗原，因此这些人的血液能输给任何人；AB血型的人，其血浆里不含抗体，所以能接受任何血型者的血液。

你知道吗？1901年，奥地利科学家卡尔·兰德施泰纳通过实验，发现4种主要血型。现在，血液能安全地由献血者输给一个血型相同的人，从而拯救了无数生命。

卡尔·兰德施泰纳

xīn zàng
心 脏

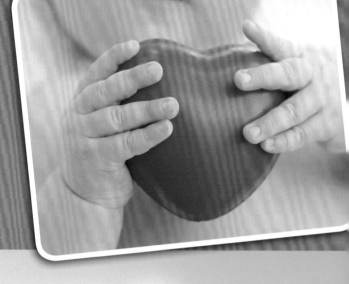

人的心脏是一块特别的肌肉，其作用是让血液贯通全身。人的一生中，心脏大概要跳动25亿次，无论是工作、学习、游戏、吃饭、运动，还是休息和睡觉，心脏都在不知疲倦地跳动。心脏跳动一次，就完成一次收缩和舒张，将血液送往全身，提供生命所需的养料和氧气。

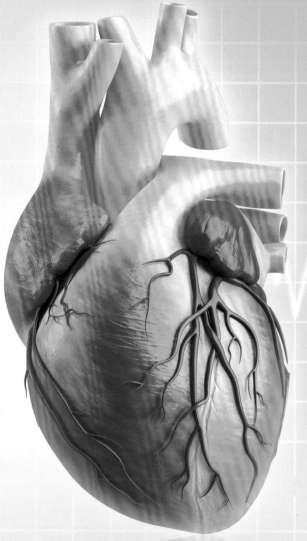

运动员平时的心跳比普通人慢，因为他们 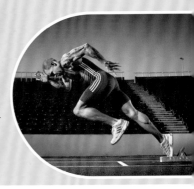 的心脏更加强健，每次搏动泵出的血液比普通人多，无需更多的跳动就能满足身体所需。

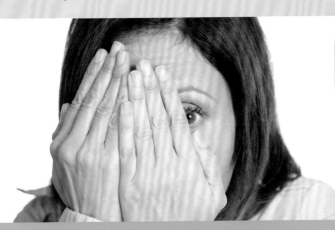

你知道吗？当你处于休息状态时，血液流出心脏进入动脉的速度大约为每秒钟5厘米。

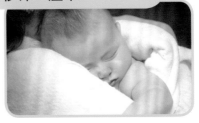

在不同状态下，人的心率（心脏跳动的频率为心率）是不同的。成年人的正常心率一般为每分钟60~100次，儿童比成年人快，成年人比老年人快，运动时比休息时快。心跳过快或过慢都不好。

受到感官刺激，比如看恐怖电影，以及进行体力运动时，心跳会明显加快，使你感觉到心脏在撞击胸口。如果经常进行体育锻炼，这种感觉就会减轻，身体也会更健壮。

呼吸系统

hū xī xì tǒng

　　人每时每刻都在进行呼吸，呼吸是维持生命的最基础的运动。

　　肺是人体重要的呼吸器官。除了肺以外，呼吸系统还包括鼻、咽、喉、气管、支气管及胸膜等。鼻、咽、喉合称为上呼吸道；气管、支气管和肺内的各级支气管合称为下呼吸道，也叫气管树。

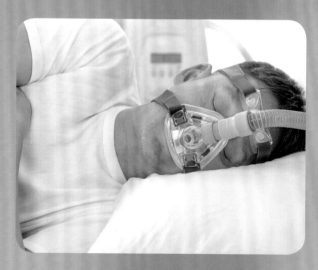

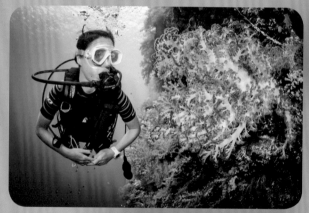

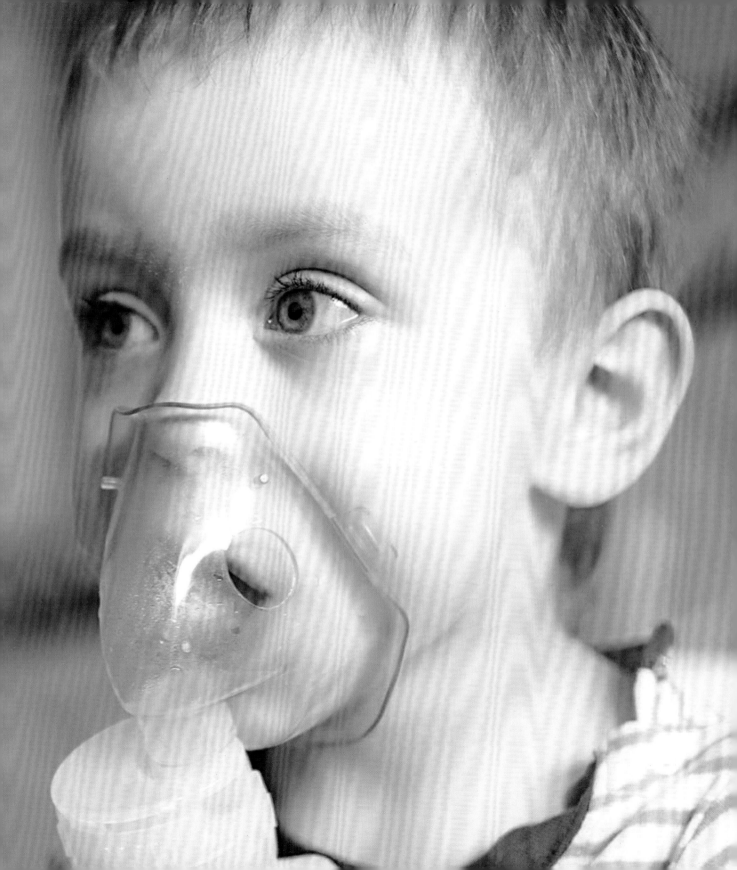

hū yǔ xī
呼与吸

吸进氧气
呼出二氧化碳

我们每天大约要呼吸两三万次。呼吸主要依靠以肺为主的呼吸系统来完成。呼和吸是两种相互配合的动作。呼气时，肺排出代谢产生的二氧化碳；吸气时，肺将含有氧气的新鲜空气吸进来。

我们根本不用考虑如何呼吸，因为大脑的脑干会自动控制我们的呼吸频率。呼吸和心跳一样，人体在不同状态下，呼吸频率也不相同。在休息状态下，每分钟呼吸18~20次；在运动状态下，呼吸频率会加倍，呼吸也会加深。因此，当我们跑得很快的时候，就会不断地呼吸，大口地喘气。

吞咽食物、喝水时，舌根后方的会厌软骨会盖住喉的入口，避免食物进入气道和肺部。但是，如果吃饭时大笑、大声说话或打闹，就容易造成食物被误吸入气管，引发咳嗽、呼吸道感染甚至吸入性肺炎。

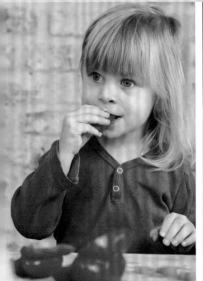
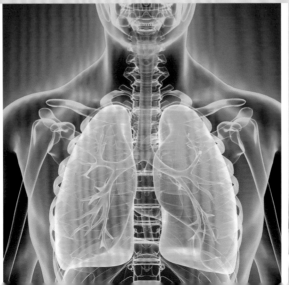
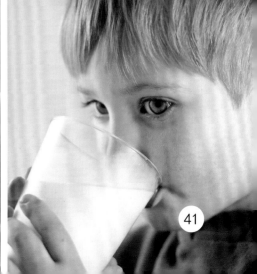

41

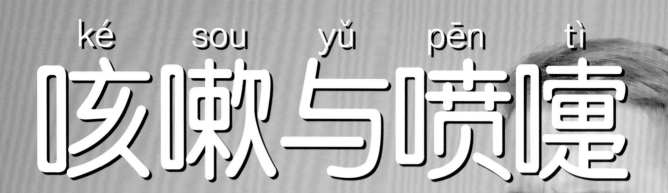

ké sou yǔ pēn tì
咳嗽与喷嚏

wǒ men tōng cháng gǎn jué bù dào fèi hé hū xī
我们通常感觉不到肺和呼吸

dào zài gōng zuò　　tū rán dǎ le gè pēn tì　　huò
道在工作，突然打了个喷嚏，或

zhě ké sou yī xià　　zhè cái ràng wǒ men yì shí dào
者咳嗽一下，这才让我们意识到

tā men de cún zài　　lèi sì zhè yàng de rén
它们的存在。类似这样的人

tǐ xiàn xiàng　　rú dǎ gé　、 dǎ hā qian
体现象，如打嗝、打哈欠

děng　　duì wéi chí rén tǐ jiàn kāng dōu jù
等，对维持人体健康都具

yǒu zhòng yào zuò yòng
有重要作用。

你知道吗？当你做梦的时候，你不会咳嗽、打喷嚏、打哈欠等，因为这时你的大部分肌肉都处于麻痹状态。

其实咳嗽不仅能提醒我们身体出现了问题，它还可以清除进入我们呼吸道的致病微生物和颗粒。

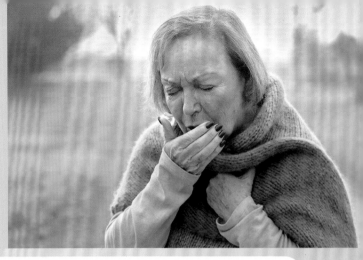

打喷嚏是我们自身无法控制的。有时你会觉得自己的鼻子很痒，紧接着一股强烈的气流冲击出来，这样你就能将鼻子里的致病微生物"喷"出来了。

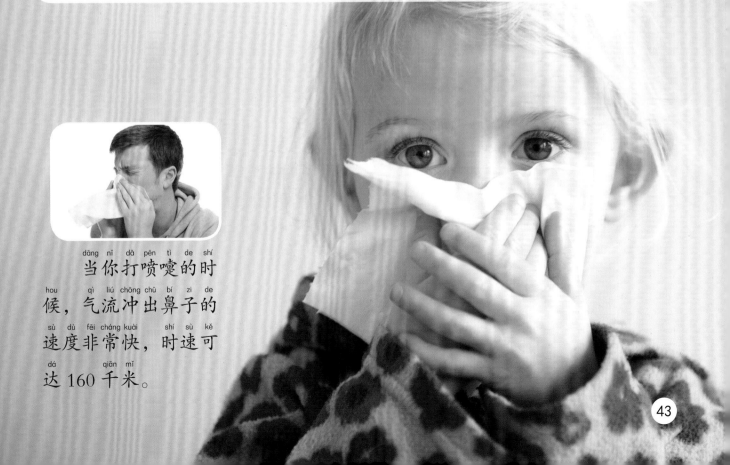

当你打喷嚏的时候，气流冲出鼻子的速度非常快，时速可达160千米。

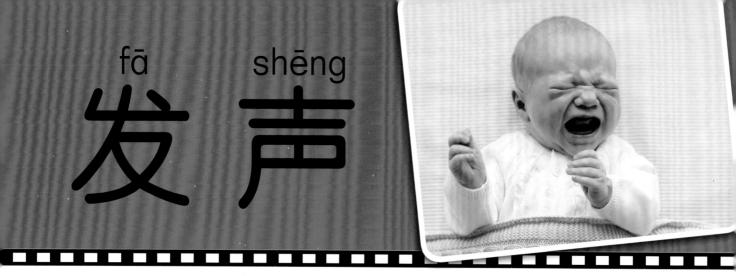

fā shēng
发声

rén hé dòng wù dōu néng fā shēng，rén kě yǐ jiè zhù yǔ yán jìn xíng jiāo liú，ér dòng
人和动物都能发声，人可以借助语言进行交流，而动
wù què bù néng。rén de yǔ yán jiāo liú shì shòu dà nǎo kòng zhì de。dà nǎo fā chū zhǐ
物却不能。人的语言交流是受大脑控制的。大脑发出指
lìng，ràng hū xī xì tǒng fā chū néng ràng nǐ zhōu wéi de rén lǐ jiě de shēng yīn。
令，让呼吸系统发出能让你周围的人理解的声音。

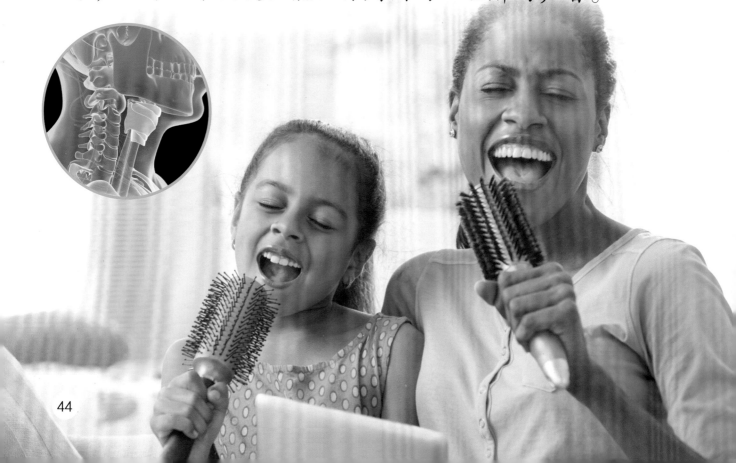

发声要通过声带来实现。大脑将信号传递给喉咙部位的肌肉，肌肉将声带向一起拉，并变得紧张。当空气从两片声带之间挤过去时，声带就会振动，从而发出声音。

声音以波的形式通过空气向外传播。这些声波可以被我们的耳朵听到。这样，我们就能够听到别人说的话，能够听到喇叭、笛子、口琴等乐器发出的美妙的声音了。

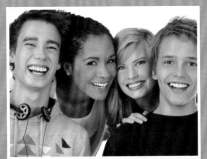

处于青春期的青少年，声带会迅速发育，体现出男女特征，这个时期叫变声期。女孩的变声期在11~13岁，男孩在12~14岁。变声期要持续一年时间，在此期间需要注意对咽喉的保护。

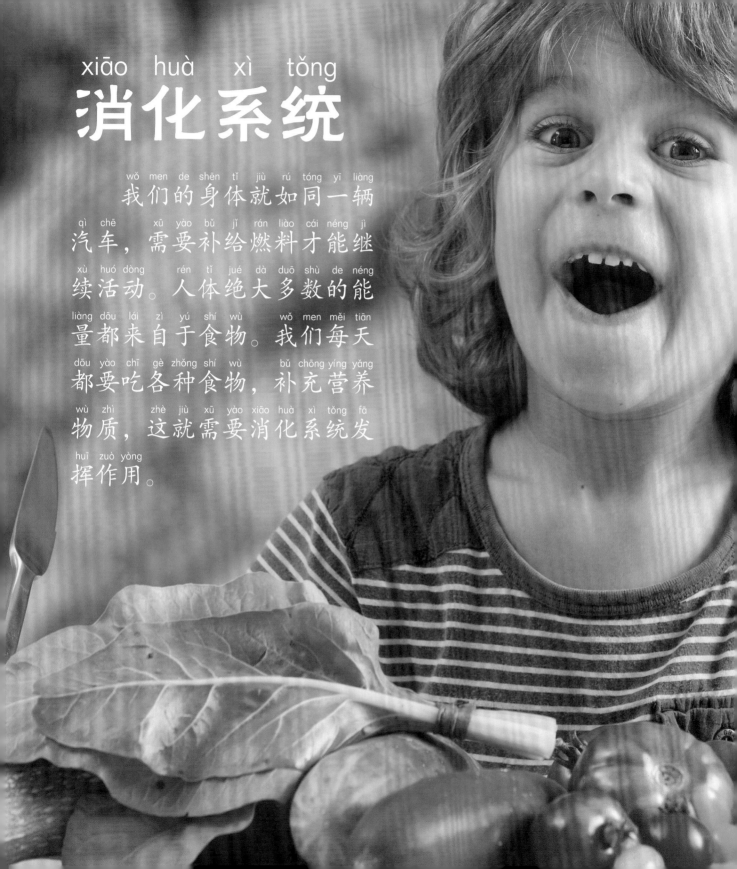

消化系统
xiāo huà xì tǒng

我们的身体就如同一辆汽车，需要补给燃料才能继续活动。人体绝大多数的能量都来自于食物。我们每天都要吃各种食物，补充营养物质，这就需要消化系统发挥作用。

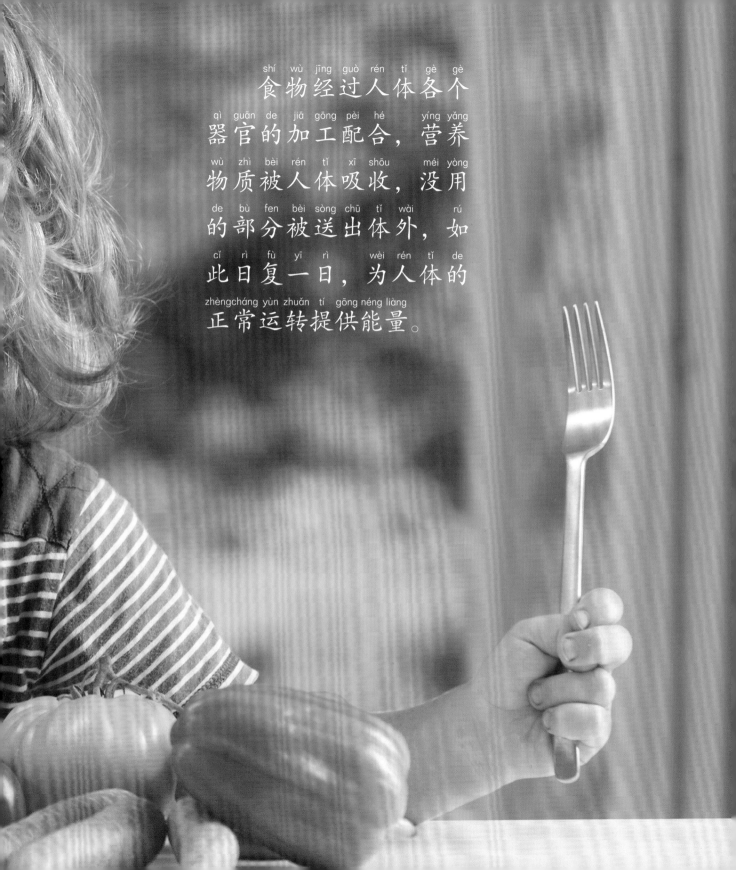

食物经过人体各个器官的加工配合，营养物质被人体吸收，没用的部分被送出体外，如此日复一日，为人体的正常运转提供能量。

jiàn kāng de yǐn shí
健康的饮食

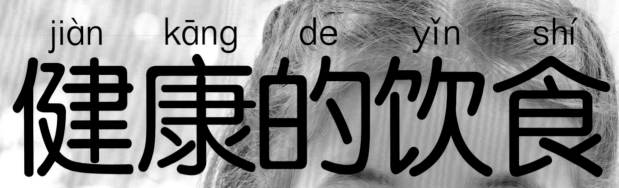

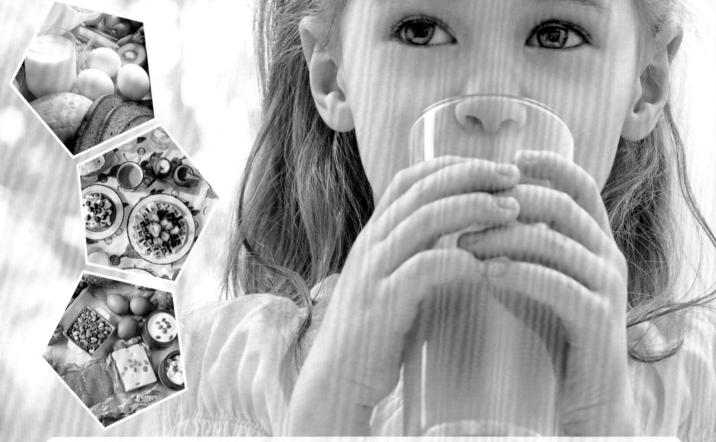

dān yī de shí wù bù jǐn huì ràng wǒ men gǎn dào yàn fán ér qiě duì rén tǐ jiàn kāng
单一的食物不仅会让我们感到厌烦，而且对人体健康

yě méi yǒu hǎo chù yīn cǐ wǒ men yào zūn xún jiàn kāng de yǐn shí guī lù xuǎn zé de
也没有好处。因此，我们要遵循健康的饮食规律，选择的

shí wù zhǒng lèi yào fēng fù duō yàng zhè yàng cái néng bǎo zhèng shè qǔ de yíng yǎng jūn héng
食物种类要丰富多样，这样才能保证摄取的营养均衡。

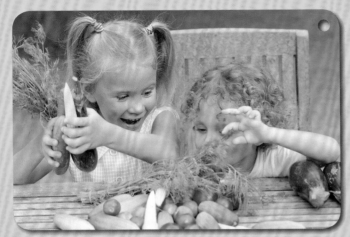
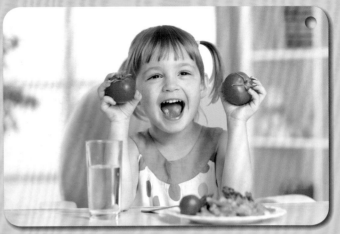

táng lèi、yóu zhī、dàn bái zhì、wéi shēng sù、shuǐ hé wú jī yán shì rén tǐ suǒ xū
糖类、油脂、蛋白质、维生素、水和无机盐是人体所需

de liù dà yíng yǎng sù。bù tóng shí wù zhōng yíng yǎng sù de hán liàng yě bù tóng：gǔ wù zhōng
的六大营养素。不同食物中营养素的含量也不同：谷物中

fù hán táng lèi，dòng wù yóu hé zhí wù yóu fù hán yóu zhī，shòu ròu、jī dàn、dà dòu děng
富含糖类，动物油和植物油富含油脂，瘦肉、鸡蛋、大豆等

fù hán dàn bái zhì，shuǐ guǒ hé shū cài fù hán wéi shēng sù、wú jī yán jí xiān wéi sù。
富含蛋白质，水果和蔬菜富含维生素、无机盐及纤维素。

你知道吗？偏食或挑食会引起各种各样的疾病，如贫血、维生素缺
乏症等，这都会造成营养不良和身体虚弱，影响骨骼的成长发育，长此
以往不利于人体的健康成长。

yīng yòu ér hé qīng shào nián yīng gāi jǐn liàng jiǎn shǎo duì kuài cān shí
婴幼儿和青少年应该尽量减少对快餐食

pǐn de shè rù，shǔ tiáo、kě lè děng fù hán gāo rè liàng、gāo zhī
品的摄入，薯条、可乐等富含高热量、高脂

fáng jí gāo táng fèn，quē fá qí tā yíng yǎng，yǒu de hái tiān jiā
肪及高糖分，缺乏其他营养，有的还添加

le sè sù、fáng fǔ jì děng tiān jiā jì，bù lì yú
了色素、防腐剂等添加剂，不利于

wǒ men shēn tǐ de jiàn kāng chéng zhǎng
我们身体的健康成长。

shí wù de lǚ xíng
食物的旅行

shí wù cóng jìn rù wǒ men de tǐ nèi dào pái chū tǐ wài　yào jīng guò yī
食物从进入我们的体内到排出体外，要经过一

duàn qí miào de lǚ chéng
段奇妙的旅程。

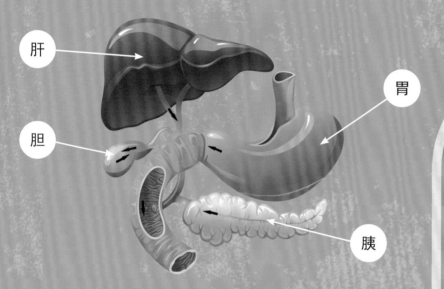

肝

胆

胃

胰

xiāng pēn pēn de shí wù bèi sòng jìn wǒ men de zuǐ
香喷喷的食物被送进我们的嘴

ba　　yá chǐ fù zé bǎ tā men qiē kāi　　mó suì
巴，牙齿负责把它们切开、磨碎，

shé tou bāng zhù tā men jīng guò yān hóu　cóng shí dào huá xià
舌头帮助它们经过咽喉，从食道滑下

qù　　dào dá xià yī gè zhōngzhuǎn zhàn　　　wèi
去，到达下一个中转站——胃。

胃能分泌胃液，经过胃的搅动、消化，被加工得像粥一样的食物又来到了小肠。

小肠对来"拜访"的食物加以分类——有用的部分被吸收，并转换成能量和营养物质；没用的会被送到大肠那里储存起来，等待被送出体外。

食物的旅行非常奇妙，这一过程大约持续 24 小时。

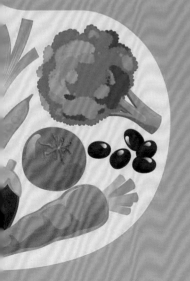

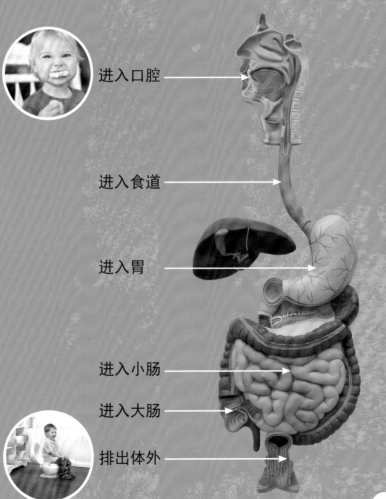

进入口腔 ——————

进入食道 ——————

进入胃 ——————

进入小肠 ——————

进入大肠 ——————

排出体外 ——————

人体化工厂

rén tǐ huà gōng chǎng

作为人体内最大的内脏器官，肝脏具有近500种不同的功能，能加工、储藏和制造许多物质。例如，它能加工脂肪和氨基酸，储藏维生素和矿物质，分解毒素和药物等。因此，肝脏被称为人体化工厂。

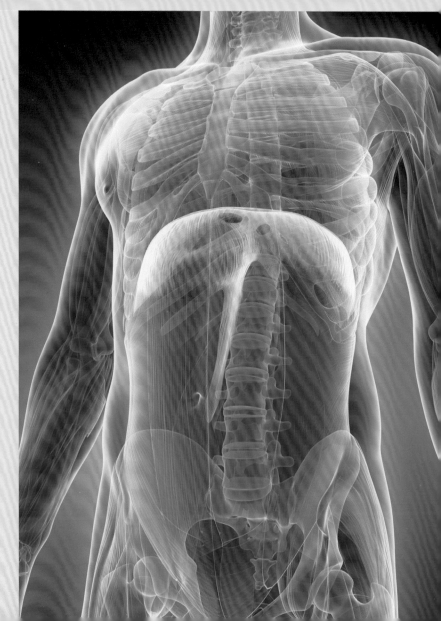

肝脏具有解毒作用，对来自体外和体内的各种药物、毒素，通过新陈代谢将它们分解或排出体外。但肝脏本身的解毒功能是有限的，过量饮酒会严重损害肝脏，造成肝炎、酒精肝等健康问题。

不胡乱吃药，健康饮食，不吸烟，保持充足的睡眠等，都能预防肝脏疾病。

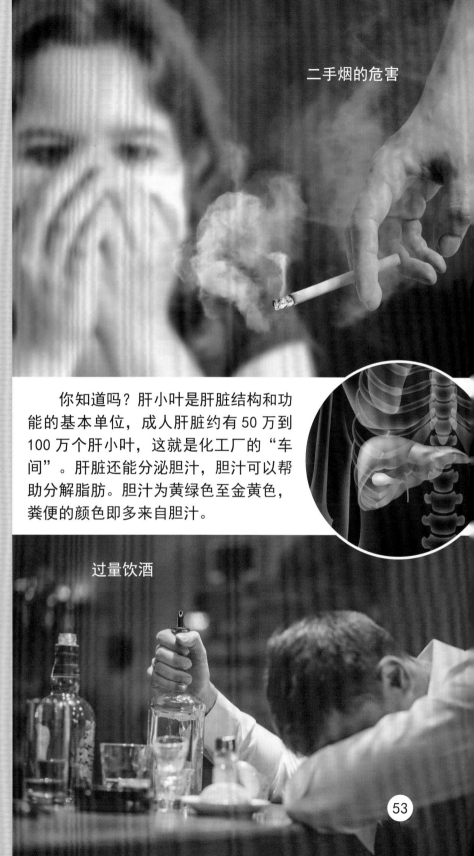

二手烟的危害

你知道吗？肝小叶是肝脏结构和功能的基本单位，成人肝脏约有50万到100万个肝小叶，这就是化工厂的"车间"。肝脏还能分泌胆汁，胆汁可以帮助分解脂肪。胆汁为黄绿色至金黄色，粪便的颜色即多来自胆汁。

过量饮酒

53

wéi shēng sù
维生素

维生素是一类维持人体健康的重要物质，需求量很小，但必不可少。

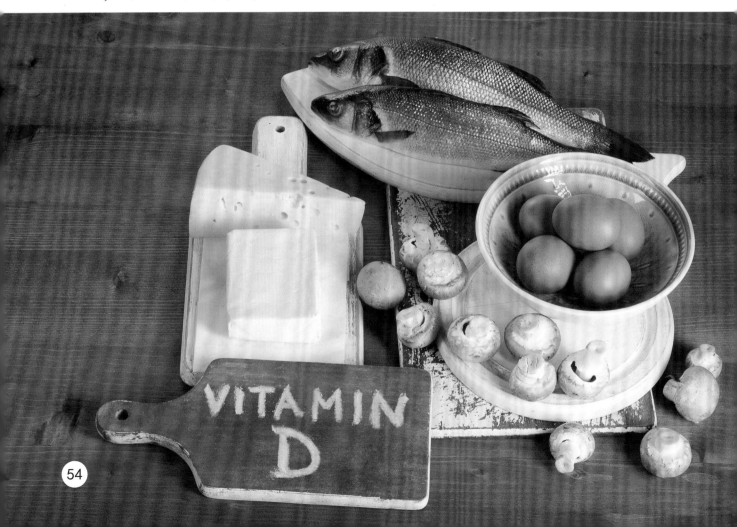

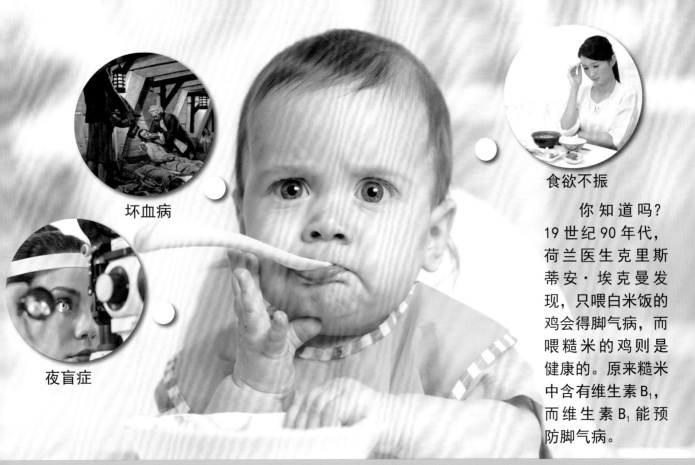

坏血病

食欲不振

夜盲症

你知道吗？
19世纪90年代，荷兰医生克里斯蒂安·埃克曼发现，只喂白米饭的鸡会得脚气病，而喂糙米的鸡则是健康的。原来糙米中含有维生素B_1，而维生素B_1能预防脚气病。

缺乏维生素A，会患上夜盲症；缺乏维生素B族，会出现食欲不振、溃疡等；缺乏维生素C，会患上坏血病。

很多食物中富含维生素。奶制品中的维生素A含量较高；蛋类是维生素B族的良好来源；柑橘类水果含丰富的维生素C；鱼肝油是从鲨鱼、鳕鱼等的肝脏中提炼出来的，富含维生素A和维生素D。

补充维生素也要适量，摄入过多会发生维生素中毒。

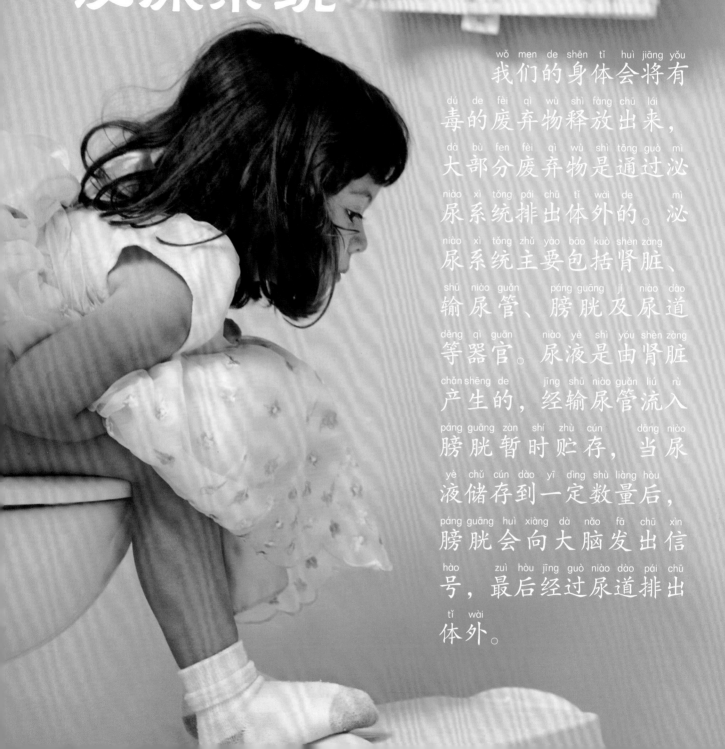

泌尿系统
mì niào xì tǒng

我们的身体会将有毒的废弃物释放出来，大部分废弃物是通过泌尿系统排出体外的。泌尿系统主要包括肾脏、输尿管、膀胱及尿道等器官。尿液是由肾脏产生的，经输尿管流入膀胱暂时贮存，当尿液储存到一定数量后，膀胱会向大脑发出信号，最后经过尿道排出体外。

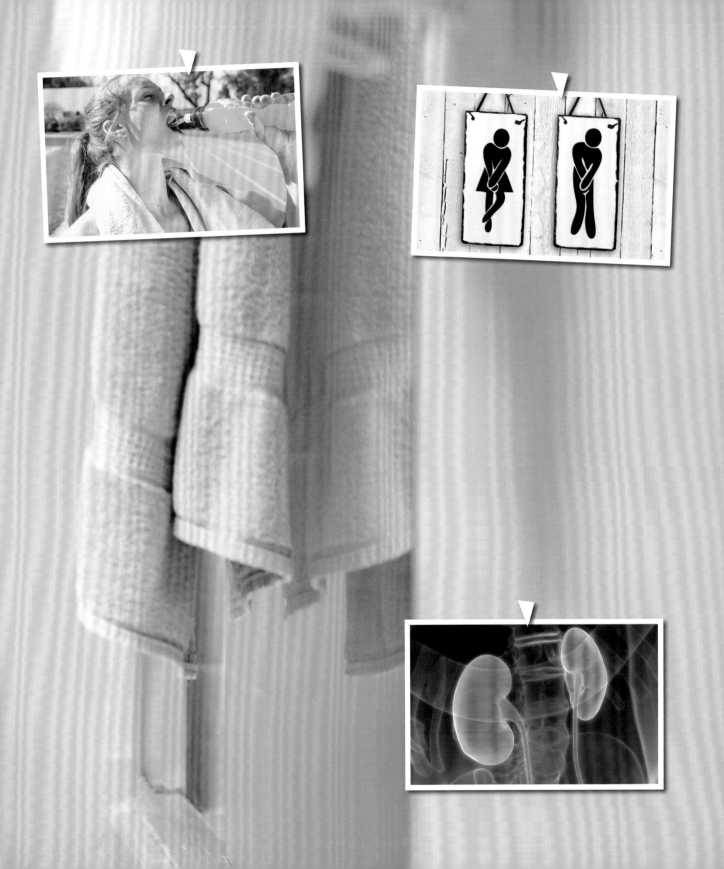

shēng mìng zhī yuán
生命之源

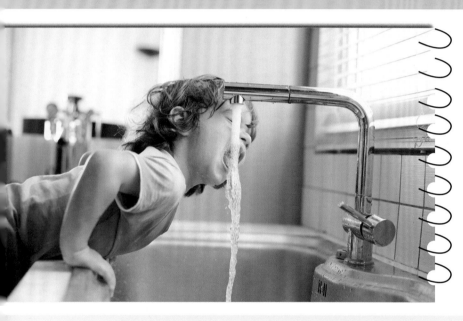

水是人体维持生存至关重要的成分。一个人如果不吃食物，可以活7到20天；如果不喝水，一般只能活3天。

人体中水的含量占体重的一半以上，男性比女性多，年轻人比年长者多，婴儿体内的含水量高达70%~80%。水会通过尿液、汗液和粪便排出体外，甚至呼出的气体也含有水分。在身体健康的情况下，我们吸收和排出的水分是处于平衡状态的。

如果缺少足够的水分，我们的身体会出现很明显的变化，如嘴唇干裂、皮肤干燥暗沉、双眼无神等，严重的还会危及生命。因此，我们要养成勤喝水、多喝水的好习惯，还要吃足够多的水果、蔬菜等富含水分的食物，保证我们的身体具有充足的水分，维持身体代谢平衡。

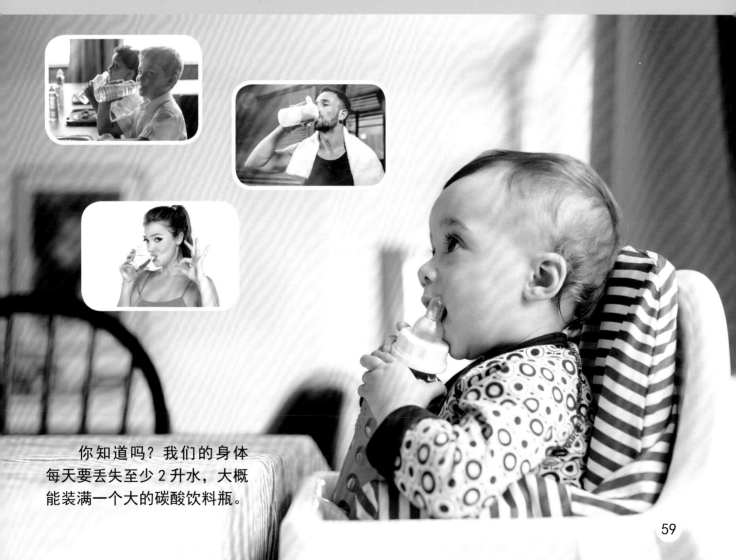

你知道吗？我们的身体每天要丢失至少2升水，大概能装满一个大的碳酸饮料瓶。

59

疾病与免疫

能引起疾病的微生物和寄生虫统称为病原体，包括细菌、真菌、病毒、螨虫等。疾病令我们痛苦不堪，幸好人体具有免疫系统，它是人体内有力的屏障，能帮助我们抵挡病原体的侵犯。有时免疫系统也需要后援，我们会接种疫苗，保证身体能产生足够的抗体与病原体作战。

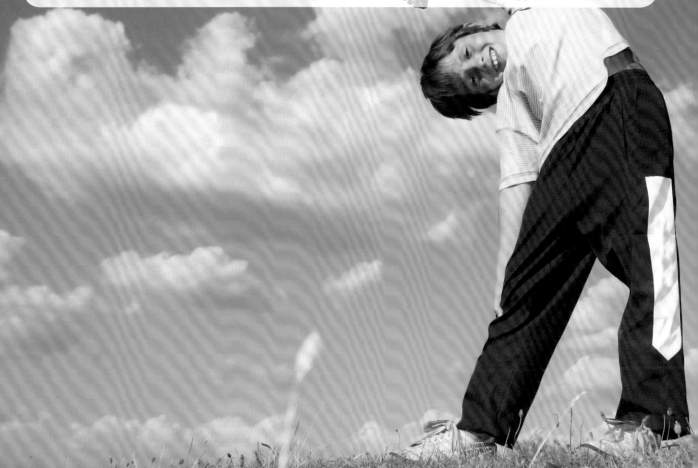

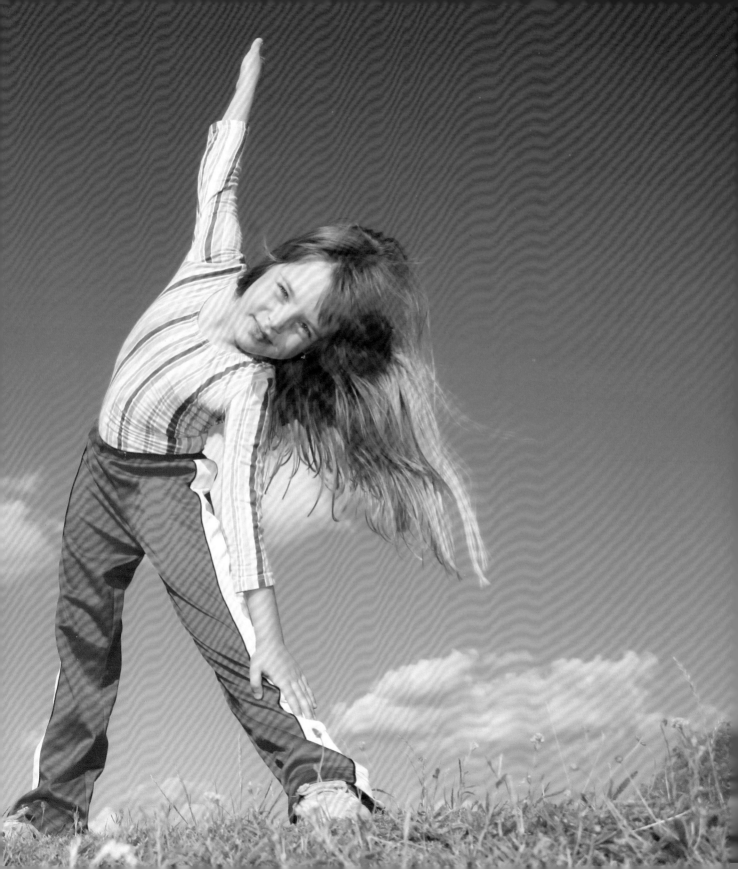

细菌与病毒

xì jūn yǔ bìng dú

细菌与病毒都是肉眼看不见的微生物，最小的细菌只有 0.2 微米长（1 毫米 =1000 微米），病毒比细菌还小。

你知道吗？细菌被病毒侵害，自己也会得病。

细菌的大小和形状多种多样，有的像章鱼，有的像香肠，还有一些有鞭子一样的尾巴，能到处游动。大部分细菌是无害的，有的甚至有益。能使人生病的细菌称为病菌，如造成鼠疫的鼠疫杆菌，引起结核的结核杆菌。

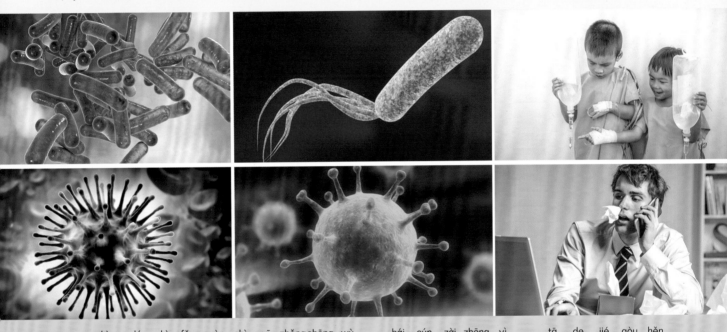

病毒是否算是一种生物，还存在争议。它的结构很简单，外面是蛋白质外壳，里面有一条核酸长链，只能靠寄生生活。流行性感冒就是由病毒引起的。凶名赫赫的病毒还有天花病毒、狂犬病毒、乙型肝炎病毒、艾滋病毒等。至今，人类的医学仍对很多病毒束手无策。

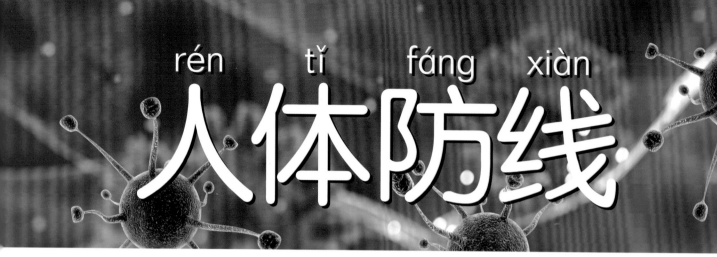

人体防线

病菌和病毒时刻都在试图侵入人体，但是大多数情况下我们都是健康的，这是因为人体有强大的防御系统，它们会将病菌和病毒挡在体外或消灭在体内，如我们的皮肤、眼耳口鼻的黏膜、血脑屏障以及白细胞等。

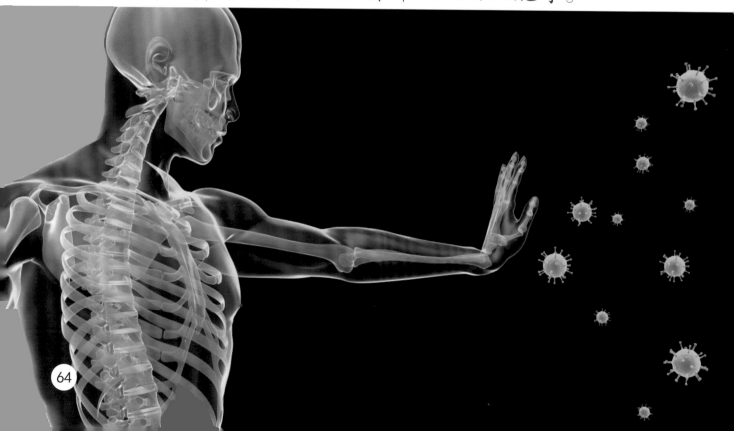

皮肤被割伤时，外界的病菌会趁机侵入人体。这时，白细胞会来寻找并吞噬这些病菌。消灭一定数量的病菌后，白细胞也会死亡，脓液的主要成分就是白细胞的尸体。

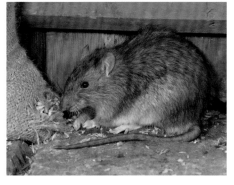

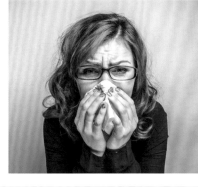

你知道吗？有的人的防御能力很奇特，他们对老鼠的气味非常敏感，只要进入有老鼠的房间，就会打喷嚏，鼻子奇痒难忍，真的是侦察老鼠的有效"仪器"啊！

唾液中含有溶菌酶，胃液中含有胃酸，都具有杀灭细菌的功效。受伤的动物舔伤口，实际上就是在用唾液给伤口消毒。

脑屏障会保护我们的脑组织。新生儿容易患上脑膜炎，是因为他们的脑屏障发育不完全，病毒容易进入脑组织，如果不及时救治，很可能会造成终生残疾。

miǎn yì xì tǒng
免疫系统

大多数致病微生物会被人体的防御系统挡在体外，但是还有一小部分顽固的微生物能够穿过屏障进入人体，这时人体的免疫系统就开始发挥作用了。

你知道吗？英国医生琴纳发现挤牛奶的女工几乎不会得天花，经过研究，他发明了接种牛痘预防天花的方法。

免疫系统由免疫器官、免疫细胞和免疫活性物质组成。外来"入侵者"称为抗原，与其"作战"的"士兵"称为抗体。抗原感染人体时，免疫系统会制造出相应的抗体，抗体能与抗原结合在一起，并将抗原清除。

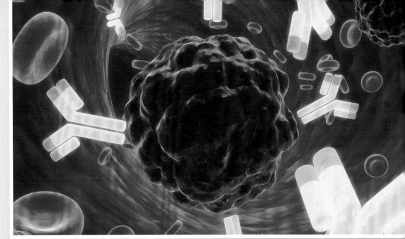

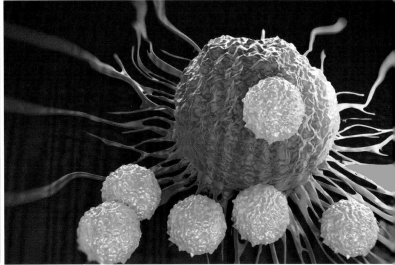

人们可以通过接种疫苗来提升免疫能力。现代医学飞速发展，幼儿阶段的宝宝就开始接种疫苗了，如乙肝疫苗、腮腺炎疫苗、流行性脑脊髓膜炎疫苗等。接种疫苗一般通过注射的方式，也有口服的。接种疫苗后，遭到相应的抗原侵害时，人体就能够产生更多的抗体与其抗衡了。

过敏

guò mǐn

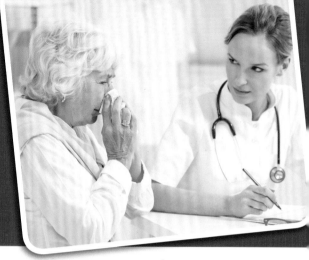

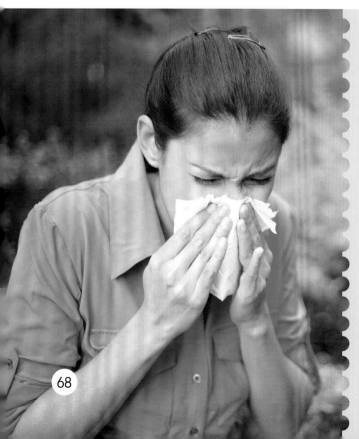

有的人吃过鸡蛋后，会长皮疹、腹泻；有的人闻过花粉后，皮肤会变红；有的人使用青霉素后，会面色苍白、恶心、出冷汗、呼吸困难，甚至休克乃至死亡。这些现象称为变态反应，也就是过敏反应。

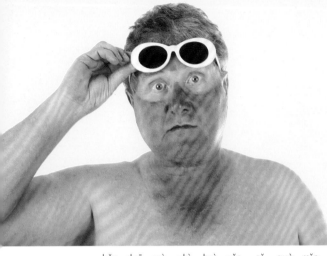

人体的免疫系统对无害的外来物质进行攻击，就会发生过敏反应，过敏反应会损害正常的身体组织。

很多物质会引起过敏反应，如坚果、巧克力、花粉、灰尘、金属、动物的毛等等。过敏的症状也多种多样，轻则皮肤红肿、瘙痒，腹胀腹泻，重则呼吸困难，甚至危及生命。

为了找到引起过敏的物质，医生会在皮肤上进行变态反应试验，让皮肤接触可能引起过敏的物质，然后监测皮肤的变化，从而找出相应的过敏源。

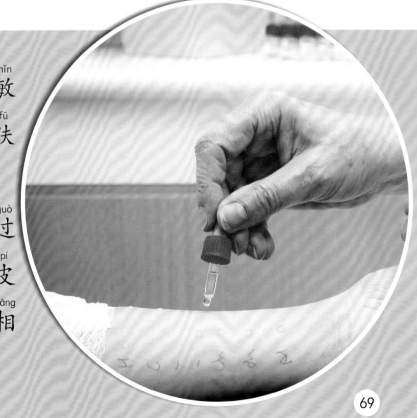

现代医学

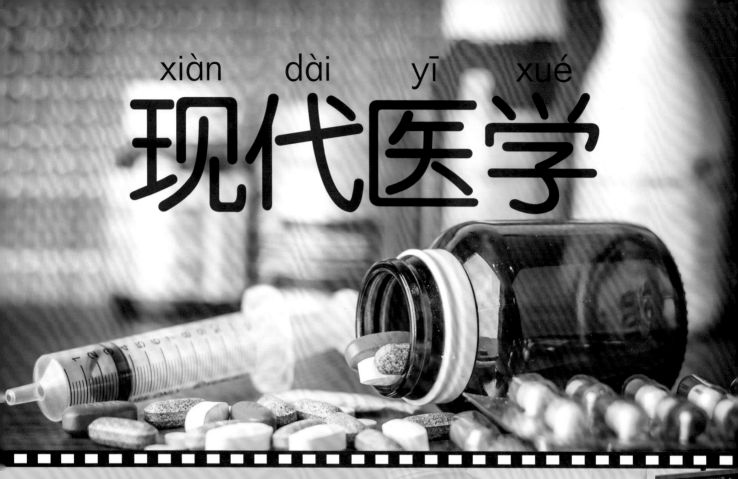

有时，人体防线和免疫系统无法抵挡外来的侵害，也无力修复人体内部的损伤。这时就需要寻求医生的帮助，借助当今先进的医疗设备和药物，采取科学的方法进行治疗。

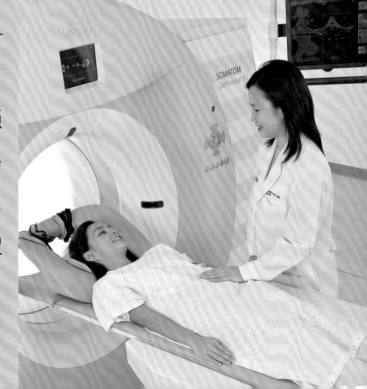

医生们可以用 X 光机、超声波设备、磁共振技术等更加精确地诊断疾病。治疗手段上，可以用激光治疗机治疗皮肤病，用伽马刀做手术，用冲击波粉碎结石。

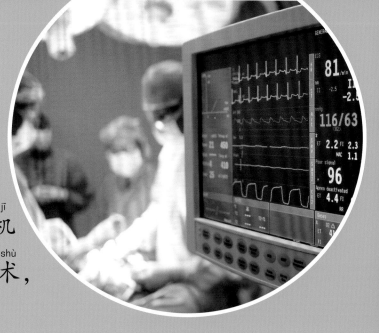

现代医学可以用活的组织制造人造器官，来代替人体残缺的器官。也有很多义务捐献者会在去世之前将自己的躯体贡献给社会，来帮助那些需要器官移植的人，使他们恢复健康，重获新生。

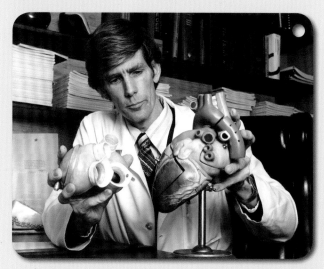

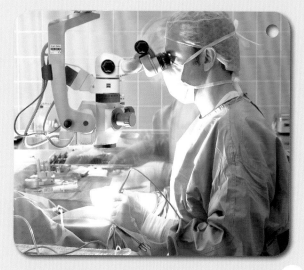

古老疗法
gǔ lǎo liáo fǎ

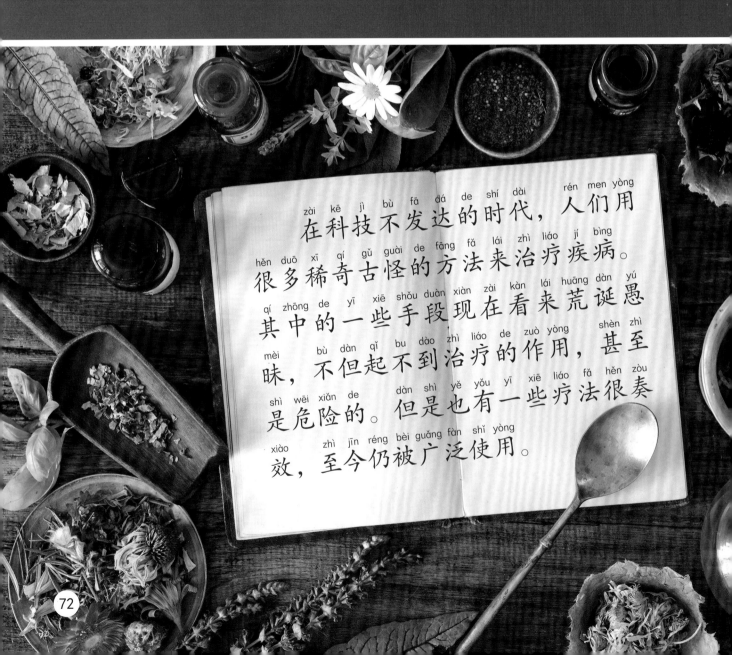

在科技不发达的时代，人们用很多稀奇古怪的方法来治疗疾病。其中的一些手段现在看来荒诞愚昧，不但起不到治疗的作用，甚至是危险的。但是也有一些疗法很奏效，至今仍被广泛使用。

几千年前，人们就懂得利用植物治疗疾病。现代医药中，有一些就是受到草药疗法的启发而发现的。例如，止疼药阿司匹林就来自柳树的树皮，人们一度曾以柳树的树皮泡茶止疼。

中世纪的欧洲，人们常用放血疗法。这种手术通常由理发师完成，理发店门前柱子上的红色和蓝色就分别代表动脉和静脉。英国国王查理二世就死于放血过多。

某些古老疗法，如拔火罐、敷草药、泥浴等，在某种程度上确实能够起到良好的效果，得以延续至今，很多人都热衷以这些疗法来治疗疾病。

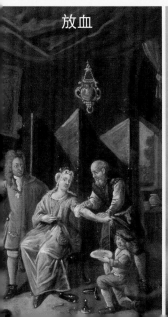
放血

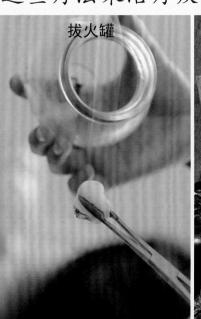
拔火罐

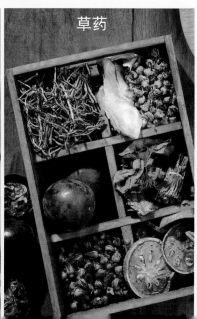
草药

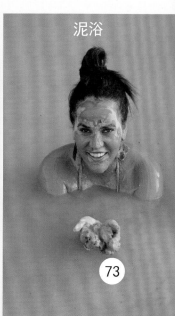
泥浴

73

神经系统

我们的人体受到一个由数十亿个神经细胞组成的网络的控制，这个网络就是神经系统。

神经系统分为中枢神经系统和周围神经系统两大部分。中枢神经系统包括脑和脊髓，周围神经系统包括脑神经和脊神经。

神经把人体的每个部分与脑部连接起来，向脑传递信息。脑是神经系统的控制中心，接到信号后，会向器官和肌肉发出相应的指令。

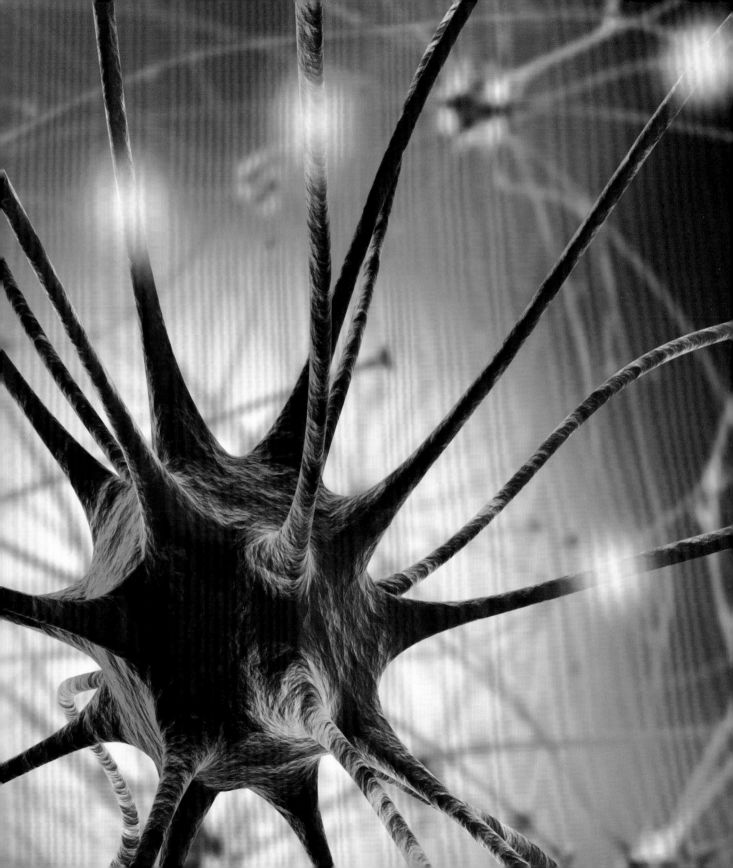

神奇的脑

神经系统中最令人感兴趣也最重要的部分，就是我们的脑。人脑包括大脑、小脑和脑干。大脑主要掌管人的思维、感觉、情绪和记忆；小脑主要控制和协调肌肉的运动；脑干位于大脑下方，心跳、呼吸、消化等重要的生理功能均与脑干有关。

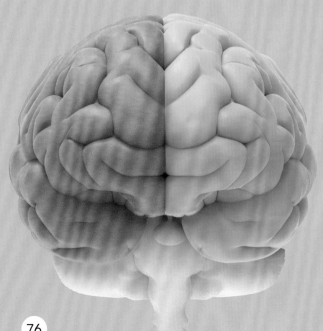

人的大脑分为左右两部分。右脑管理身体的左侧，左脑管理身体的右侧。

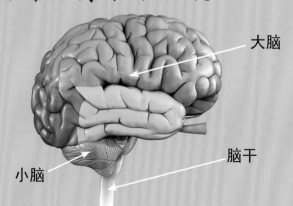

大脑

脑干

小脑

76

脑是神经系统的控制中心。神经从大脑开始，结成一束，沿着脊髓（位于脊椎骨里面）伸展，在脊髓处分叉，分布到身体的各个部位。

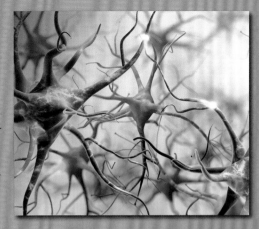

人脑时刻在接受来自身体内部和外部的各种信息，并对这些信息做出反应，人因此会有感觉。所有的信息都是通过神经网传送到人脑中去的。

神经所感受到的外部信息在神经系统中的传递速度非常快，最快可达时速400千米。

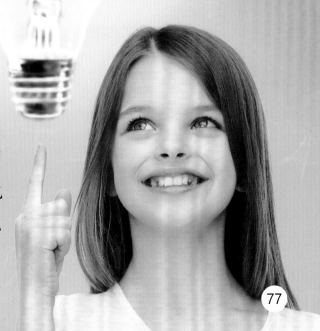

人脑的大小是不一样的。但一个人的聪明程度并不是由脑的大小决定的。也就是说，脑袋大的人，并不一定就比脑袋小的人聪明。

shuì mián
睡眠

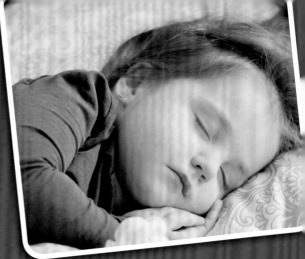

每天晚上，几乎同一时间，我们会做相同的一件事——
睡觉。一生之中，我们的大脑至少约有20年的时间处于
这种状态。

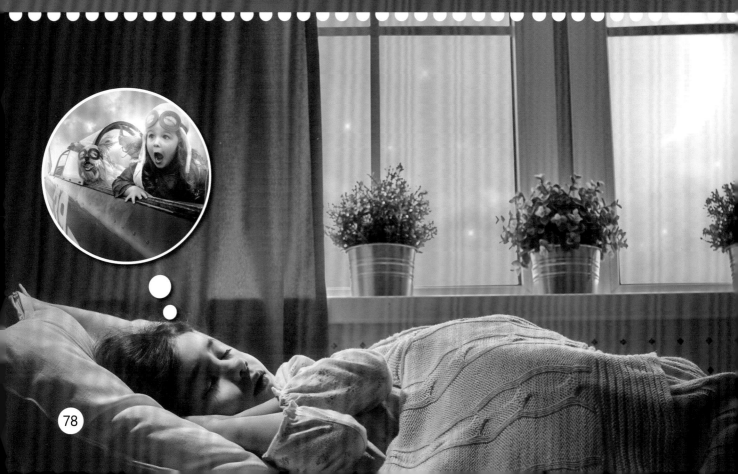

rén zài shuì mián zhuàng tài xià   tǐ
人在睡眠状态下，体
wēn huì xià jiàng   xīn lǜ huì jiǎn màn
温会下降，心率会减慢。
jìn rù shēn dù shuì mián yǐ hòu   nǐ de
进入深度睡眠以后，你的
yǎn qiú huì zài yǎn jiǎn xià bù tíng de zuǒ
眼球会在眼睑下不停地左
yòu zhuǎn dòng   tóng shí kāi shǐ zuò mèng
右转动，同时开始做梦。

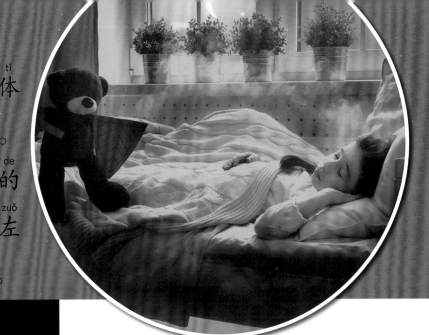

你知道吗？有些人睡着后会起床，到处走动，眼睛可能是张开的，但还是处于昏睡状态，这种情况称为梦游。有的梦游者甚至可以做饭、驾车、发电子邮件，而醒来后他们并不记得自己做过这些事情。

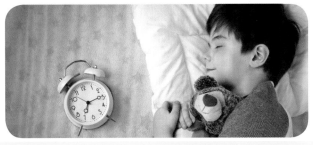

suí zhe nián líng de zēng zhǎng   xū yào de shuì mián shí jiān huì yuè lái yuè shǎo   yīng ér
随着年龄的增长，需要的睡眠时间会越来越少。婴儿
měi tiān xū yào de shuì mián shí jiān duō dá   gè xiǎo shí   chéng nián rén yī tiān zhǐ yào
每天需要的睡眠时间多达16个小时，成年人一天只要7
gè xiǎo shí de shuì mián jiù xíng   yán jiū fā xiàn   lìng rén yú kuài de mèng bǐ lìng rén nán guò
个小时的睡眠就行。研究发现，令人愉快的梦比令人难过
de mèng de fā shēng lǜ gāo chū   bèi   dàn shì yuè jiē jìn qīng chén   yuè ài zuò è mèng
的梦的发生率高出3倍，但是越接近清晨，越爱做噩梦。

超级感觉

视觉、听觉、触觉、嗅觉和味觉是你的主要感觉。感觉器官，如你的眼睛，监控着你周围的世界，并通过感受器将信号传向大脑，大脑会破译信号，让我们认知周围的世界。

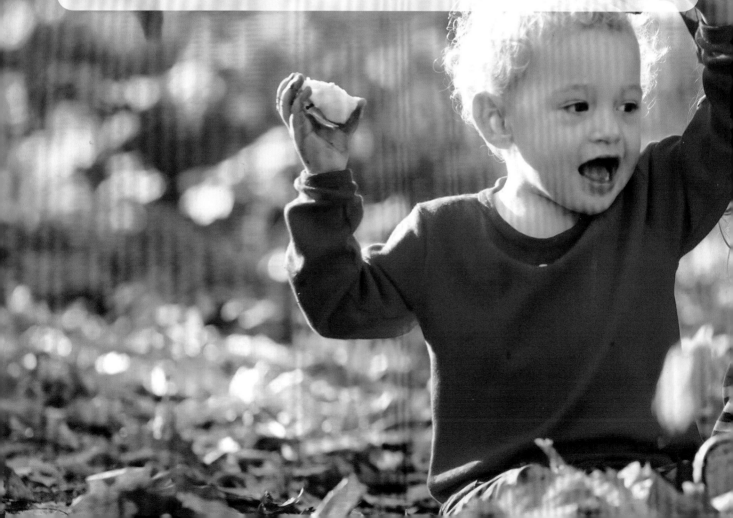

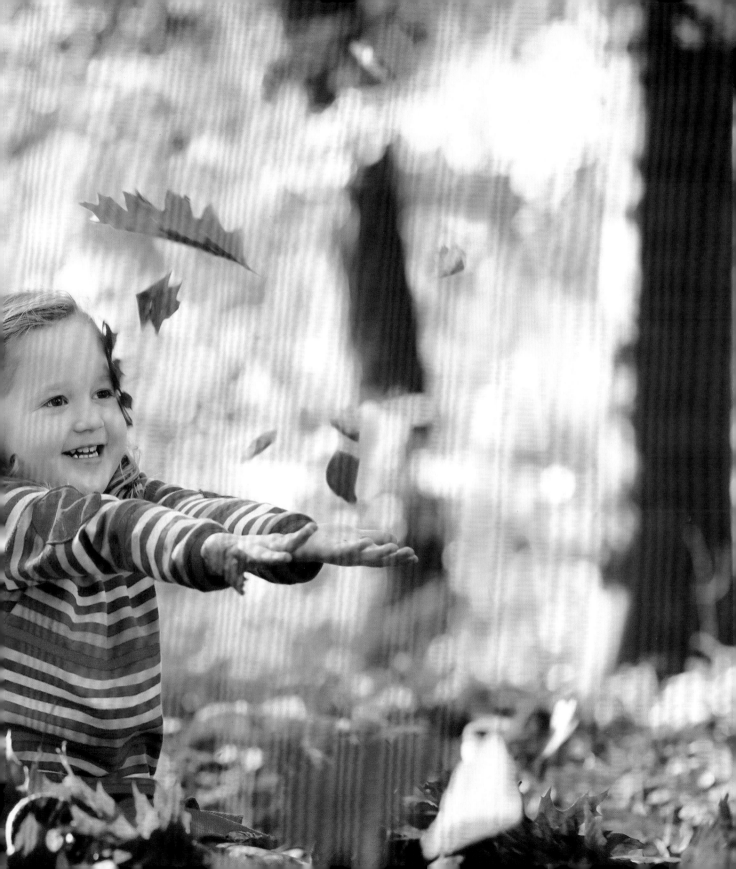

触觉 chù jué

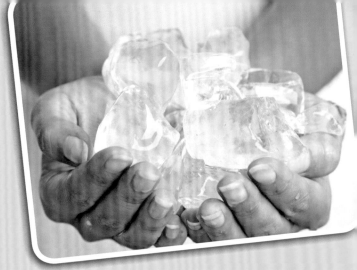

你的大部分感觉只涉及个别器官，如眼睛只管看，耳朵只管听，但触觉功能却遍布全身，并不是只对应某一个器官。

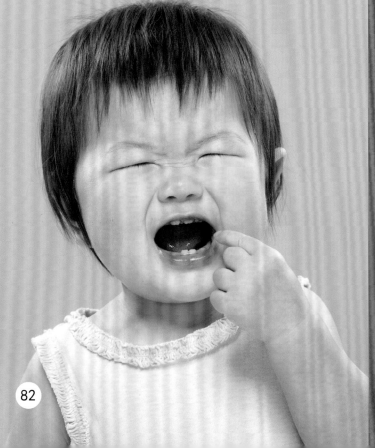

皮肤上对触觉刺激特别敏感的区域称为触点，呈点状分布。有的触点敏感于机械刺激，有的触点敏感于皮肤变形，有的触点敏感于触压刺激，有的触点敏感于毛发运动。

人的指腹触点最多，触觉最灵敏。小腿和背部的触点少，触觉也比较迟钝。当把剪刀的两个尖端都顶在人的背部时，人通常只能感到有一个尖端。

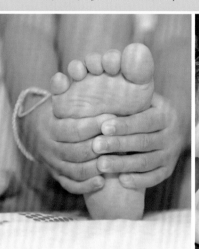
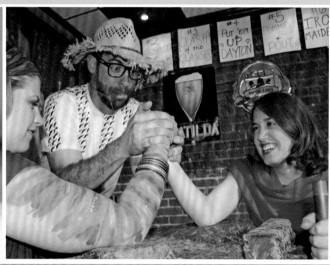
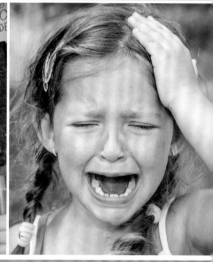

疼痛令人不快，但它也是一种有用的警告。例如，你的手被刺扎伤了，疼痛感会提醒你赶快把手移开，以免受到更多的伤害。相反，有些人感觉不到疼痛。这听起来似乎是好事，但实际上却使他们更容易受到伤害。

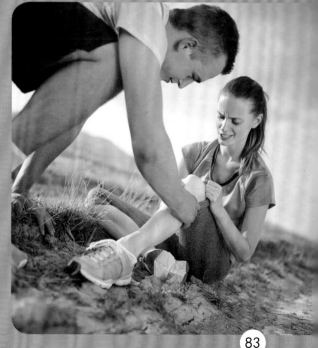

shì jué
视 觉

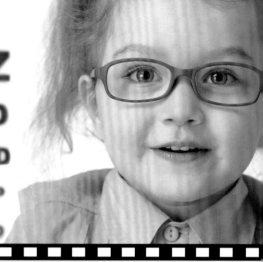

视觉是最重要的感觉，它向你提供了世界的图像，告诉你周围都发生了什么。人能看见，靠的不仅仅是眼睛，还有大脑。眼睛接收光线，向大脑传递信号，大脑把这些信号加以整理，于是你就能看到物体的运动、颜色和三维影像了。

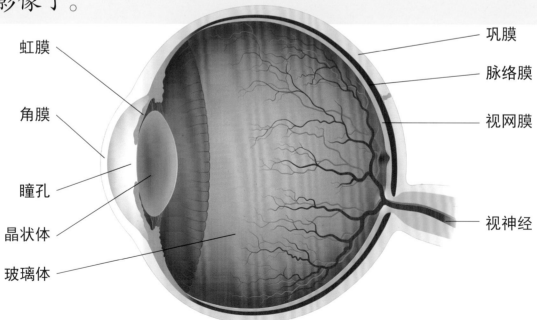

虹膜
角膜
瞳孔
晶状体
玻璃体

巩膜
脉络膜
视网膜
视神经

眼球包括巩膜、视网膜、晶状体、角膜、瞳孔、虹膜等。眼球的工作原理与照相机相似：射到物体上的光线反弹回来，通过眼睛前部的透明的窗户一样的角膜进入眼睛。然后通过一个开口——瞳孔，到达晶状体，晶状体把光聚焦到眼球后部的视网膜。视网膜发出信号，沿着视神经到达大脑。外界物体在视网膜上所成的像是倒立的，但我们的大脑有修正错误视觉信息的本领，所以最终我们看到的世界还是正立的。

你知道吗？近视是视力缺陷的一种，能看清近处的东西，看不清远处的东西，通常靠佩戴凹透镜进行矫正。

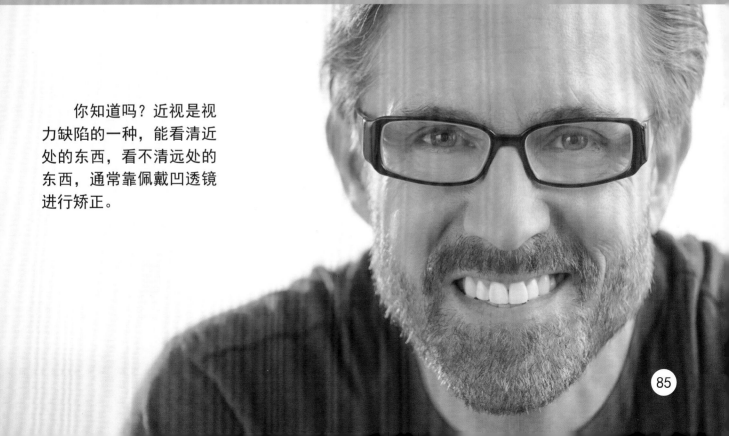

85

<ruby>听<rt>tīng</rt></ruby> <ruby>觉<rt>jué</rt></ruby>

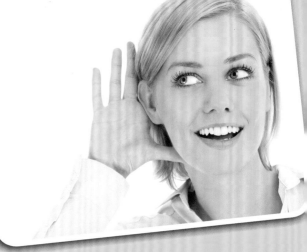

耳朵的主要功能是在空气中收集声音。人的耳朵包括三个部分：外耳、中耳和内耳。耳廓是外耳的一部分，声波被耳廓收集进入耳道，薄薄的鼓膜受到声波振动，并将振动传导给听小骨，听小骨再把振动输入耳蜗。耳蜗内充满液体，振动在液体里传导，就像产生了涟漪。微小的毛细胞上的纤毛受涟漪波及，形成神经信号传递给大脑，人们就听到了声音。

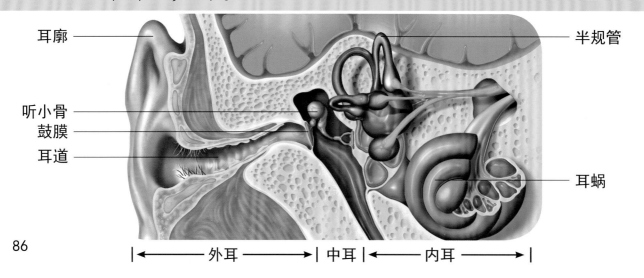

耳廓　　听小骨　　鼓膜　　耳道　　半规管　　耳蜗

外耳　中耳　内耳

声波是有频率的，频率的单位是赫兹，人类能听到频率 20~20000 赫兹的声波，频率小于 20 赫兹的声波称为次声波，高于 20000 赫兹的声波称为超声波。

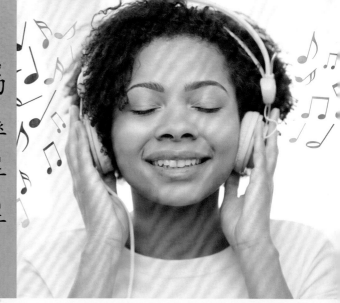

锤骨
砧骨
镫骨

听小骨分为锤骨、砧骨、镫骨三块，镫骨是人体中最小的骨头，只有约 2 毫米长。

耳朵不仅是听觉器官，还能帮助我们保持身体平衡。人的内耳中有一个叫半规管的结构，不断向你的大脑提供最新信息：如果你当前的身体没有站直，大脑就会告诉你的身体该怎么做才能平衡。

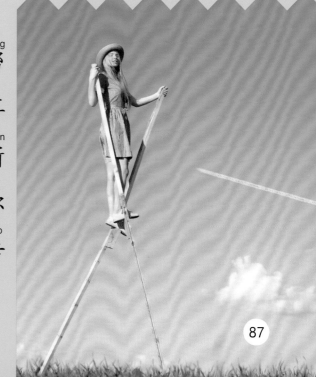

味觉 wèi jué

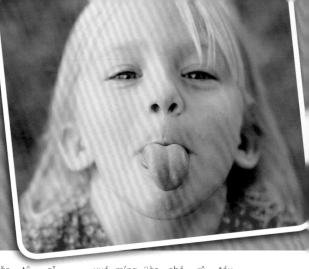

我们的舌头上有许多密集的小突起，学名叫舌乳头。一些舌乳头上长有花蕾一样的味蕾，能尝出酸、甜、苦、咸等味道。吃东西时，舌头不停地混合着唾液搅拌食物，融合着食物的唾液进入味蕾，味蕾里的味觉纤毛就能受到不同味道的刺激，把这些信息由味觉神经传送到大脑的味觉中枢，这样，我们就能品尝出食物的味道了。

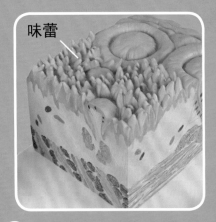

味蕾

我们的舌头上有一万多个味蕾，但是我们只能感受酸、甜、咸、苦等几种基本味道。更多、更丰富的味道，是在嗅觉的帮助下才能体会到的，所以，人鼻塞时就会感到吃东西不香了。

我们吃了有甜味的食物，如冰激凌，会感到愉快，甜味的食物常含有很高的能量。

酸的食物会令你皱起眉头，如柠檬、醋等。

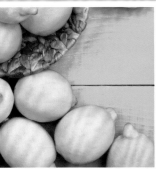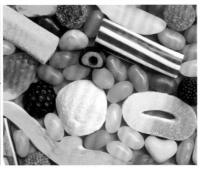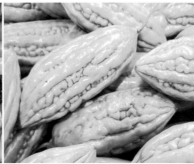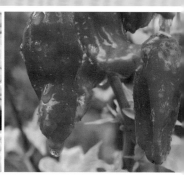

食盐的主要成分是氯化钠，味道是纯正的咸味。酱、酱油之所以有咸味，也是里面添加了氯化钠的缘故。

苦味让人产生抗拒，这是因为很多苦味的东西是有毒的，大脑会记下这种警告。有些苦味的东西是可以吃的，如某些药物、苦瓜及咖啡等。

鲜味是一种复杂而醇美的感觉，味精的主要成分是谷氨酸钠，能增加食物的鲜味。

辣味古人称为辛，是舌、口腔和鼻腔黏膜受到刺激产生的刺痛、灼热的感觉。

嗅　觉
xiù　jué

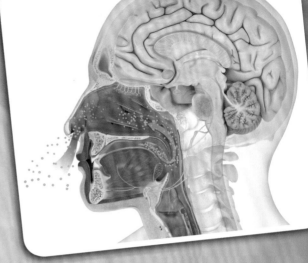

人的鼻子主要用来闻气味，还可以帮助舌头来感受味道。吃东西的时候，食物的气味会随着空气进入鼻腔。食物的气味是看不到的，但是鼻子中的神经可以感觉到它们，并且把感觉到的信息传递给大脑。

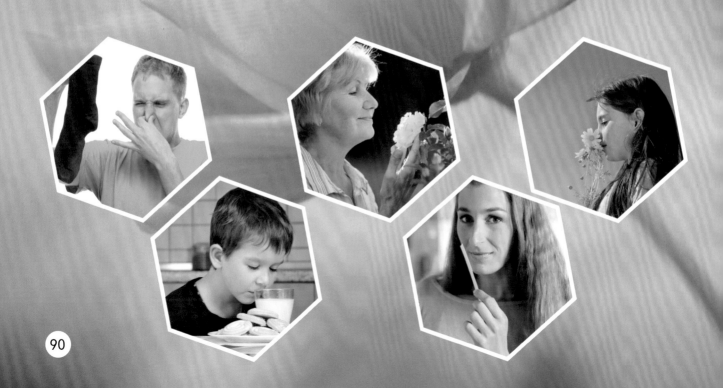

狗的嗅觉细胞数量是人的 20~40 倍，人们训练了警犬、军犬来帮助自己完成任务。最新研究表明，世界上嗅觉最灵敏的动物是大象，它们的嗅觉基因的数量接近狗的 2 倍。

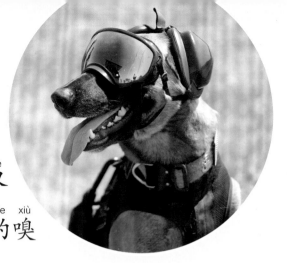

人的鼻腔里有一块约 5 平方厘米的鼻黏膜嗅区，上面分布着 500 多万个嗅觉细胞。当空气中的气味分子随呼吸进入鼻腔，到达鼻黏膜嗅区后，便溶解在黏膜表面湿润的分泌物上，嗅觉细胞兴奋起来，把感受到的信息传达到大脑，我们就闻到了各种气味。

原始人通过闻气味判断哪些东西能吃，哪些东西有危险，从而生存下来。血腥味、臭味、烟味是在发出警报，提示我们有危险存在。

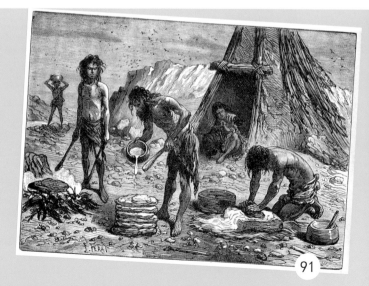

生命的奥秘

"我是怎么来到这个世界上的？"几乎每个人都有过这样的疑问。生命的起源非常神奇。每个生命都开始于母亲体内比针尖还小的一个细胞。随着时间的推移，这个细胞生长发育成了构造复杂的人体，一个小小的生命就这样出现了。这个小生命是如何产生与生长的呢？让我们一起来寻找答案，解答心中的疑惑吧！

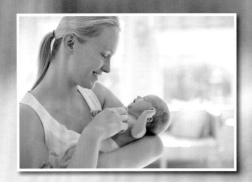

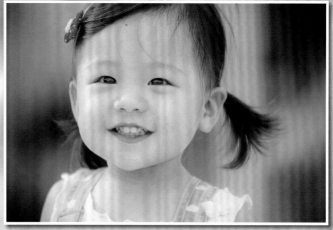

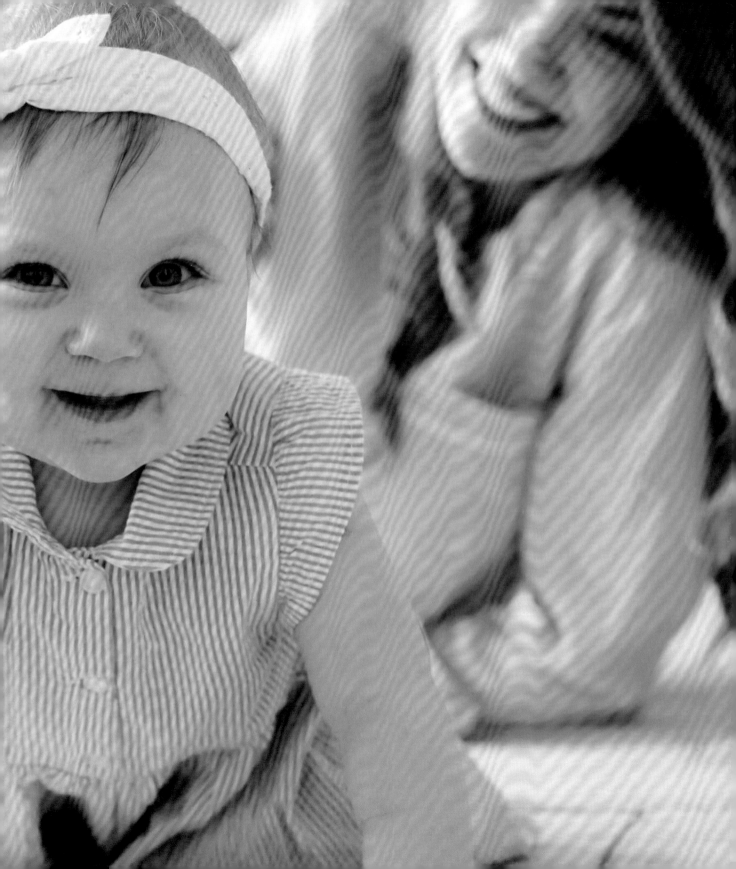

生殖系统

shēng zhí xì tǒng

生殖系统是区分男女性别的身体系统。男性的生殖器官是两个睾丸和一个阴茎，睾丸产生精子。女性的生殖器官在盆腔里，有两个卵巢，每个月其中的一个卵巢会产生一个卵子。男性提供精子，女性提供卵子，精子与卵子结合，成为受精卵。我们都是从受精卵发育而来的。

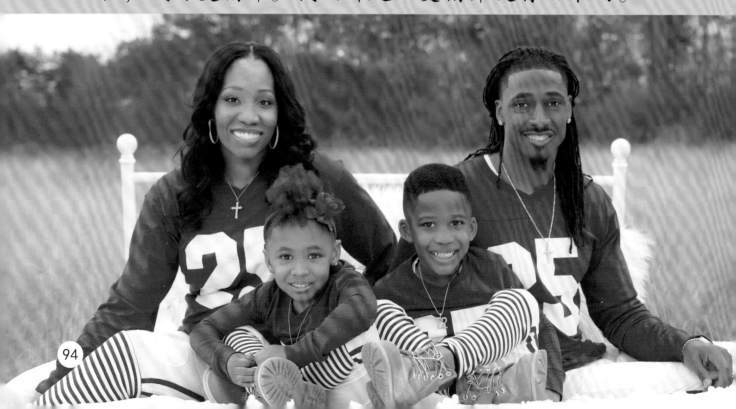

精子就像小蝌蚪，头部里面包含着基因指令。尾巴长而细，会左右摆动，就像游泳一样，把精子推向目的地，与来自女性的卵子相遇。成千上万的精子进入阴道中，但只有少数精子才能到达输卵管，而且只有一个精子能使卵子受精。受精卵被推向子宫需要6天的路程，在这个过程中，受精卵反复分裂。

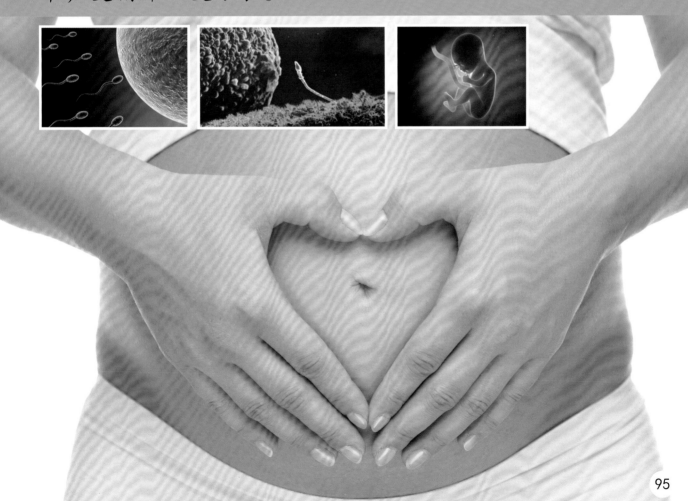

<ruby>妊<rt>rèn</rt></ruby><ruby>娠<rt>shēn</rt></ruby><ruby>与<rt>yǔ</rt></ruby><ruby>分<rt>fēn</rt></ruby><ruby>娩<rt>miǎn</rt></ruby>

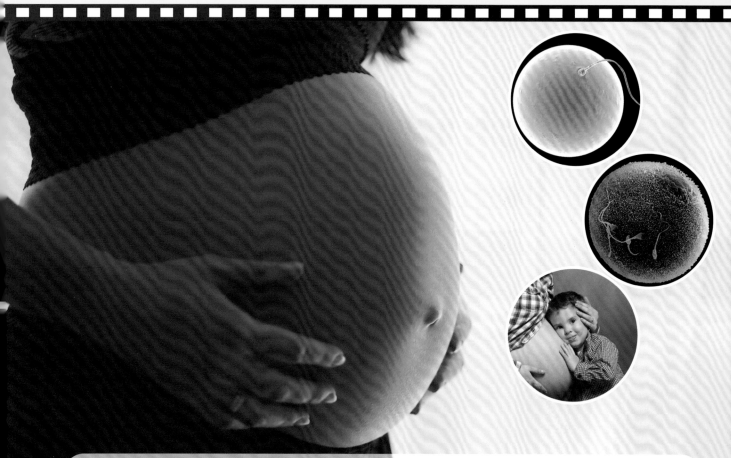

<ruby>父<rt>fù</rt></ruby><ruby>亲<rt>qīn</rt></ruby><ruby>的<rt>de</rt></ruby><ruby>精<rt>jīng</rt></ruby><ruby>子<rt>zǐ</rt></ruby><ruby>与<rt>yǔ</rt></ruby><ruby>母<rt>mǔ</rt></ruby><ruby>亲<rt>qīn</rt></ruby><ruby>的<rt>de</rt></ruby><ruby>卵<rt>luǎn</rt></ruby><ruby>子<rt>zǐ</rt></ruby><ruby>相<rt>xiāng</rt></ruby><ruby>遇<rt>yù</rt></ruby>，<ruby>并<rt>bìng</rt></ruby><ruby>与<rt>yǔ</rt></ruby><ruby>之<rt>zhī</rt></ruby><ruby>结<rt>jié</rt></ruby><ruby>合<rt>hé</rt></ruby>，<ruby>这<rt>zhè</rt></ruby><ruby>时<rt>shí</rt></ruby><ruby>生<rt>shēng</rt></ruby><ruby>命<rt>mìng</rt></ruby><ruby>的<rt>de</rt></ruby><ruby>雏<rt>chú</rt></ruby><ruby>形<rt>xíng</rt></ruby><ruby>就<rt>jiù</rt></ruby><ruby>形<rt>xíng</rt></ruby><ruby>成<rt>chéng</rt></ruby><ruby>了<rt>le</rt></ruby>，<ruby>母<rt>mǔ</rt></ruby><ruby>亲<rt>qīn</rt></ruby><ruby>的<rt>de</rt></ruby><ruby>妊<rt>rèn</rt></ruby><ruby>娠<rt>shēn</rt></ruby><ruby>过<rt>guò</rt></ruby><ruby>程<rt>chéng</rt></ruby><ruby>也<rt>yě</rt></ruby><ruby>开<rt>kāi</rt></ruby><ruby>始<rt>shǐ</rt></ruby><ruby>了<rt>le</rt></ruby>。

在我们母亲的肚子里，有一个叫作子宫的地方，它就像一个大袋子，里面有大量液体，受精卵就漂浮在里面，既温暖又安全。我们在母亲子宫里待的这段时间，称为妊娠期。随着我们的不断长大，子宫也会不断变大，给我们足够的空间。我们会通过胎盘来获得母亲给予的营养。

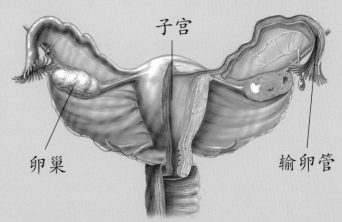

子宫

卵巢

输卵管

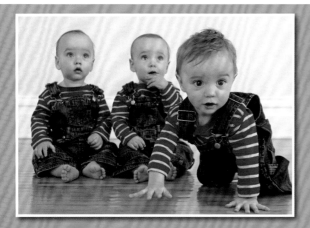

你知道吗？女性通常每次只生一个孩子，但有时也会生下两个，甚至更多。一次妊娠中生下的两个胎儿称为双胎（孪生儿）。同卵双胎的孪生儿长得几乎一模一样；异卵双胎的孪生儿，可能长得不是很像。

经过大约40个星期以后，母亲就要分娩了，原先关闭的子宫口也会打开。分娩是一件很艰苦的工作，母亲需要不断用力，才能将你从她的子宫里"推"出来，让你降临人间。

多彩的一生
duō cǎi de yī shēng

我们每个人的一生中，身体都在发生着不同的变化。从出生到老年，我们都要经历婴儿期、儿童期、青春期、成年期和老年期这样几个阶段。

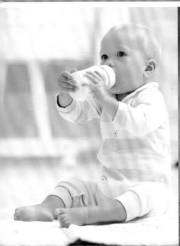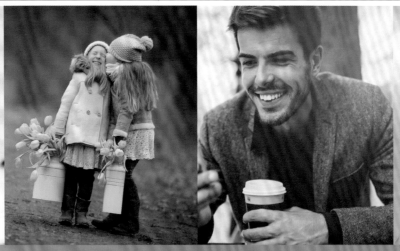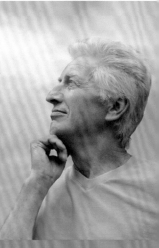

婴儿期指从出生到1周岁的阶段。我们的饮食起居都要依赖于父母，刚刚开始学会对肌肉的控制，坐、卧、爬、走路、说话等，都刚开始学习，就像一张白纸。

儿童期处于 1 岁到 10 岁之间。我们的身体继续生长发育，大脑发育也很快，我们能够获得新的技巧，如说话、读书、写字、奔跑等。

青春期是指我们十几岁的阶段，这是我们从儿童向成年人发育的重要阶段。青春期的我们在生理与心理上都在发生着明显的变化，身体发育迅速，心理还不太成熟，容易出现逆反心理。

成年期是指 18 岁到 60 岁之间，这时我们的身体停止生长。生理与心理成长完全成熟。成年人是生活中的主力军，需要担负责任，致力于工作和照顾家庭。

老年期到来，人的身体开始衰老，头发稀疏、发白，皮肤起皱纹，关节僵硬、不灵活。但是，成年阶段的良好饮食和科学运动能减缓衰老的过程。

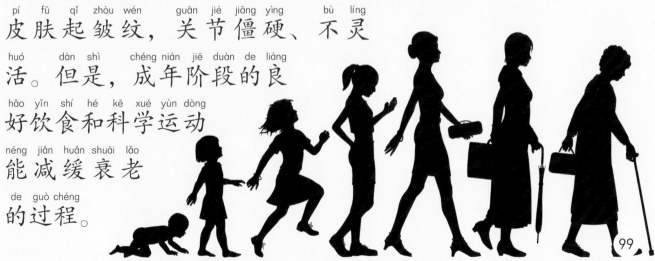

99

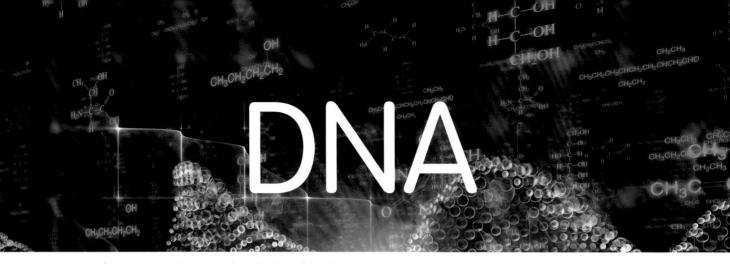

DNA

遗传信息由细胞核里一种叫脱氧核糖核酸（DNA）的物质携带。人体的某些特征，如头发和眼睛的颜色，都是由DNA决定的。DNA如同一份绝密的生命密码，没有任何两个人的DNA是完全相同的，所以我们每个人都是独一无二的。

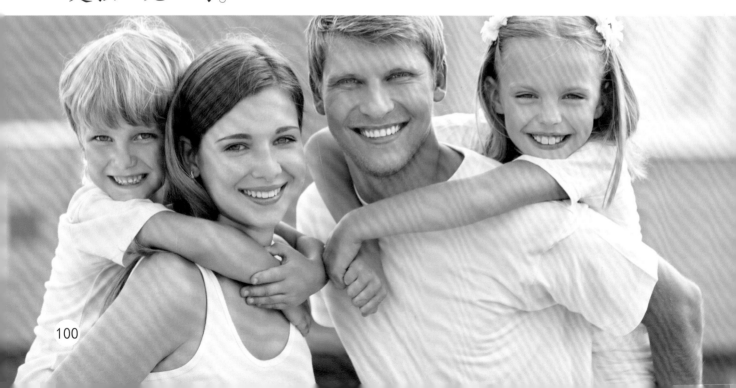

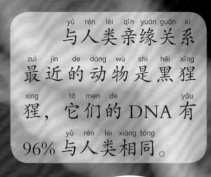

yǔ rén lèi qīn yuán guān xì
与人类亲缘关系
zuì jìn de dòng wù shì hēi xīng
最近的动物是黑猩
xing　　tā men de　　　　yǒu
猩，它们的 DNA 有
yǔ rén lèi xiāng tóng
96% 与人类相同。

yóu liǎng tiáo liàn zhuàng jié gòu zǔ chéng
DNA 由两条链状结构组成，
jiù xiàng yī zuò luó xuán xíng de lóu tī liǎng cè shì
就像一座螺旋形的楼梯，两侧是
fú shǒu　　　　zhōng jiān shì　　tà bǎn
"扶手"，中间是"踏板"。

你知道吗？如果将人体中所有细胞里的 DNA 头尾相接
排列，它的长度可以从地球到太阳来回 600 次。

nián zhān mǔ shì wò
1953 年，詹姆士·沃
tè sēn hé fú lǎng xī sī kè lǐ kè
特森和弗朗西斯·克里克
gēn jù tóng háng luó sà lín dé fù lán
根据同行罗萨林德·富兰
kè lín de shù jù jiàn zào chū yī gè mó
克林的数据建造出一个模
xíng shǒu cì jiē shì le de
型，首次揭示了 DNA 的
fēn zǐ jié gòu
分子结构。

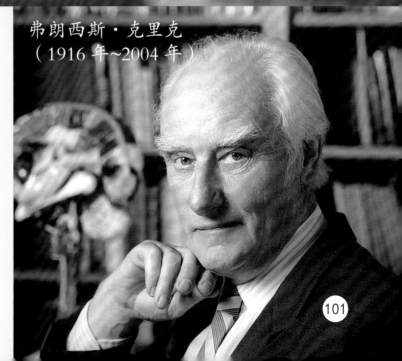

弗朗西斯·克里克
（1916 年~2004 年）

基因

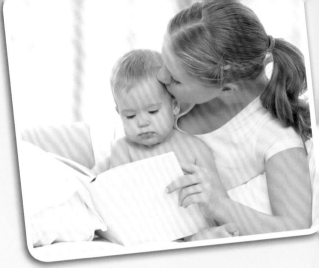

我们从父母那里分别继承23条染色体，卵子受精后，受精卵里的染色体数目就恢复到46条。你长什么样子，是由你的基因决定的。

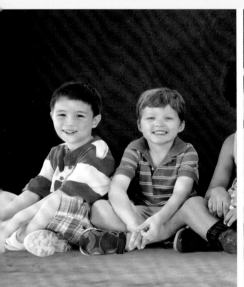 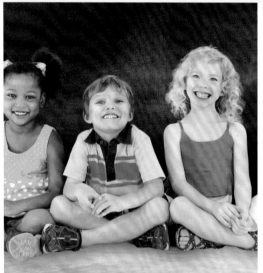 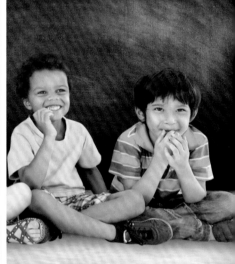

你知道吗？46条染色体中有两条是很特殊的。一条叫X染色体，一条叫Y染色体。它们控制着这个胚胎到底会发育为男孩还是女孩。如果胚胎从母亲和父亲那里分别接受一条X染色体和一条Y染色体，就会发育为一个男孩；如果胚胎从父亲和母亲双方各接受一条X染色体，就会发育为一个女孩。

人的基因一半来自于父亲，另一半来自于母亲。某些遗传性疾病的致病基因是隐性的，双亲中一方带有这种基因，而另一方不带，则可使致病基因被掩盖，后代不发病。近亲有太多相似的遗传因子，他们的基因可能会携带相同的疾病，下一代患遗传病的可能性会大大增加，所以近亲不能结婚。

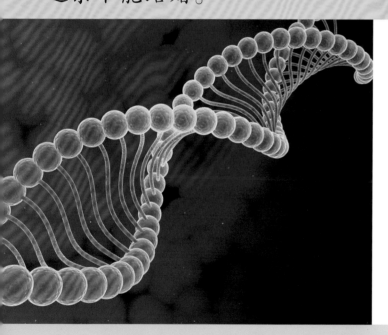
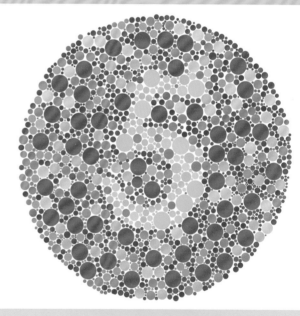

如果你看不出右边的圆形图中有个数字5，你可能就患了红绿色觉障碍。色觉障碍的人分不清颜色，这是因为继承了母亲的基因，但色觉障碍患者大部分是男性。

激素 jī sù

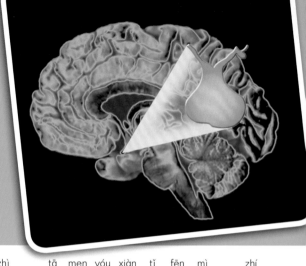

在人体中有这样一些化学物质，它们由腺体分泌，直接进入血液，到达身体各处，发挥强大的作用，控制人体的生长、生殖与其他过程，它们就是激素。

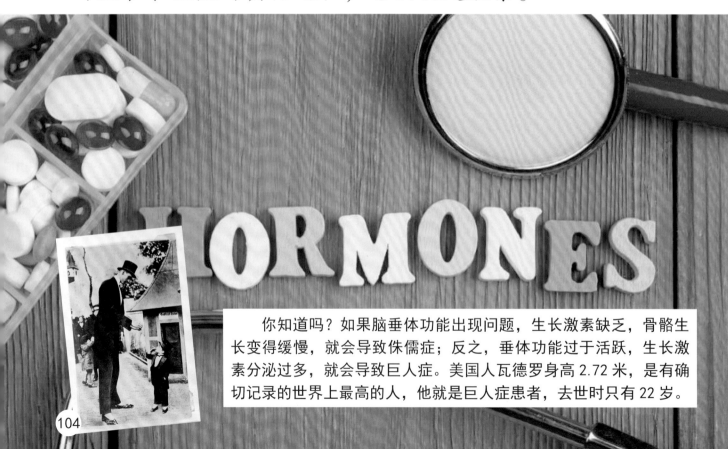

你知道吗？如果脑垂体功能出现问题，生长激素缺乏，骨骼生长变得缓慢，就会导致侏儒症；反之，垂体功能过于活跃，生长激素分泌过多，就会导致巨人症。美国人瓦德罗身高 2.72 米，是有确切记录的世界上最高的人，他就是巨人症患者，去世时只有 22 岁。

激素是由内分泌系统产生的。性腺能分泌性激素；大脑下的脑垂体能分泌生长素；颈部的甲状腺能分泌甲状腺素；肾脏上方的肾上腺能分泌肾上腺素；胰岛是胰腺中的一些细胞群，能分泌胰岛素。

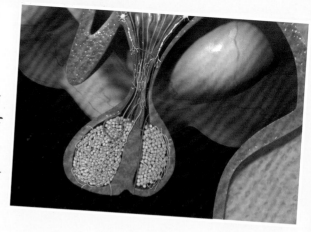

男女之别是由性激素控制的；生长素能促进人体成长；甲状腺素不足会导致呆小症、"大脖子病"；肾上腺素能使心跳与呼吸加速、血流量加大；胰岛素不足会导致糖尿病。

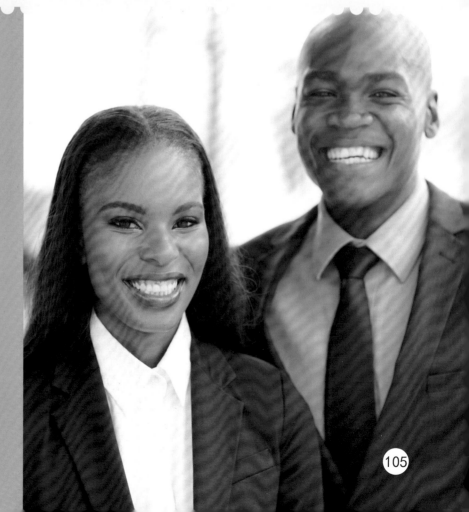

心理与人格

心理指人的头脑反应客观事实的过程，如感觉、知觉、行为、情绪等；人格指人的性格、气质、能力等的特征。

心理活动很复杂，人格也具有多样性。心理活动是内在的，不通过言行、举止、表情等外显，其他人根本不能完全了解一个人的心理活动。人格具有外显性，能通过语言、行动、生活习惯以及与人相处的方式展现出来。

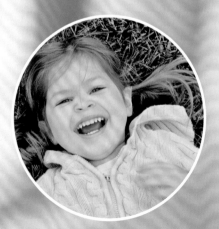
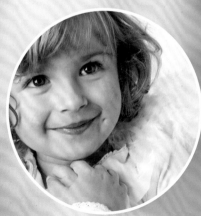
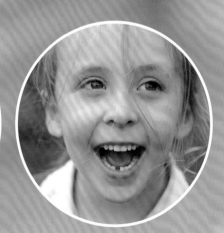

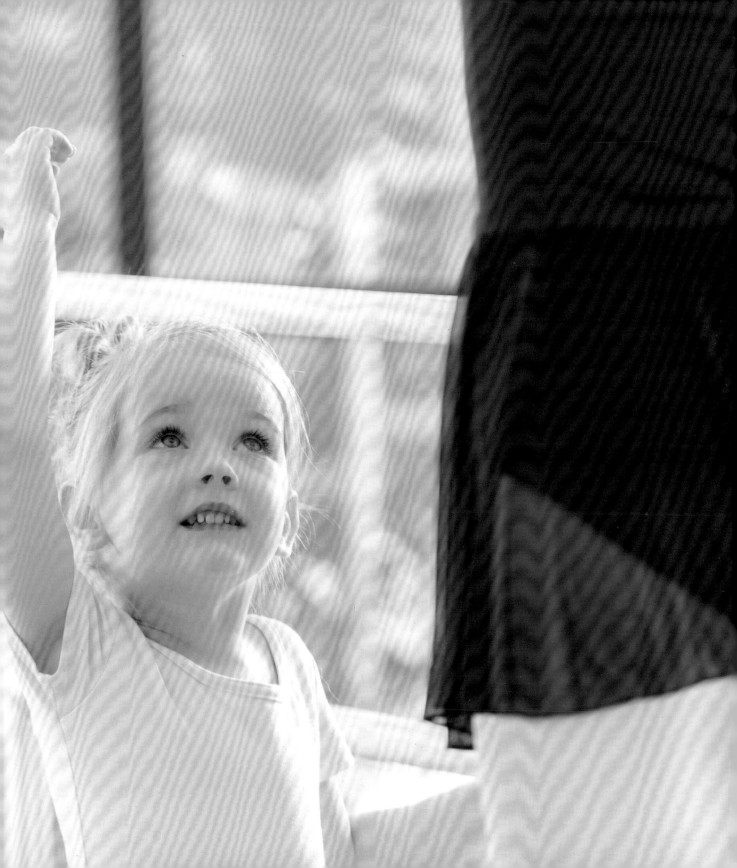

记忆

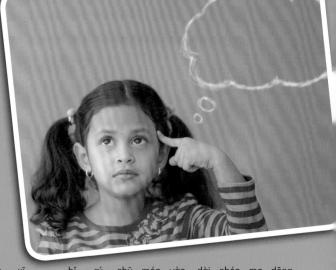

我们平时要记忆大量的信息，比如出门要带什么东西、去超市买什么零食、如何骑自行车、老师讲了什么知识等等。那么，记忆系统是如何运行的呢？

我们的大脑在不断收集信息，并将这些信息储存起来以备使用。而我们的记忆并非只储存在脑子里的一个位置，而是在整个脑子的许多地方，记忆储存最重要的区域是颞叶和海马体。

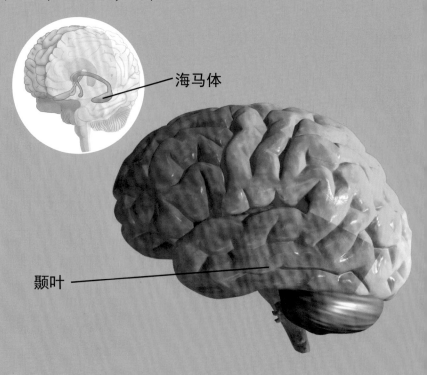

海马体

颞叶

有些事情我们记得非常清晰，而有的事情我们只能想起一些片段，还有的人完全失去了某一阶段的记忆。

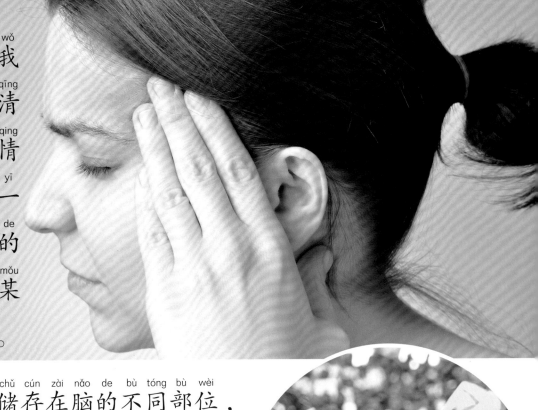

长期记忆储存在脑的不同部位，这是由这些记忆是事件、技能，还是事实来决定的。与强烈的情绪反应有关的记忆是我们记得最清楚的长期记忆，如因获胜而兴奋不已。

有些记忆只保存几秒钟，称为短期记忆。大脑记忆具有选择性。如果某些记忆一直用不上，大脑会选择丢弃它们，这就是遗忘。

109

shēng wù zhōng
生物钟

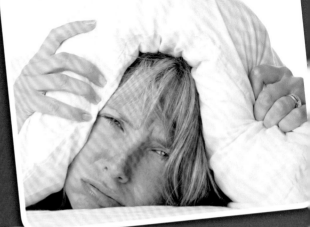

　　生物钟，指生物生命活动的周期性节律，它就像现实生活中的时钟一样，告诉人什么时间睡觉，什么时间吃饭，什么时间起床。

生物钟夜以继日地工作，它会向大脑及其他身体器官发出信号，在一天的不同时间内各种功能达到什么样的活跃程度全部由它控制。比如：早上起来，你的肠子功能最活跃，而你的大脑还要几个小时后才能达到巅峰。

如果你白天学习不困倦，夜间睡眠很踏实，上床立即就能入睡，这些都表明你是个生物钟规律的健康的人。

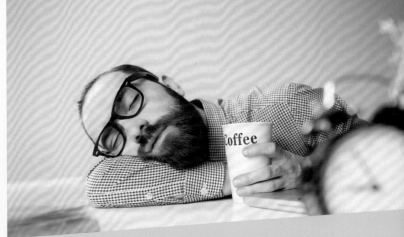

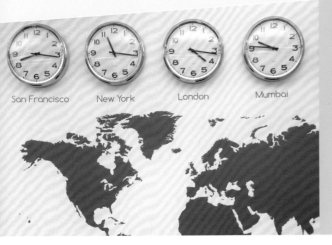

San Francisco　New York　London　Mumbai

去往不同时区的国家或地区，人的生物钟与当地的时间不同步，就会产生时差反应，这种情况会在一段时间之后自动消失。

　　你知道吗？在一些冬季漫长、黑暗的国家，缺少白昼会使人精神抑郁，称为季节性情感障碍。强烈的光线能帮助这样的患者缓解症状。

zhì shāng yǔ qíng shāng
智商与情商

班集体中，一个人的学习成绩好，人们说他智商高；一个人善于协调人际关系，能了解别人的感觉、想法，人们说他情商高。那么，究竟什么是智商和情商呢？

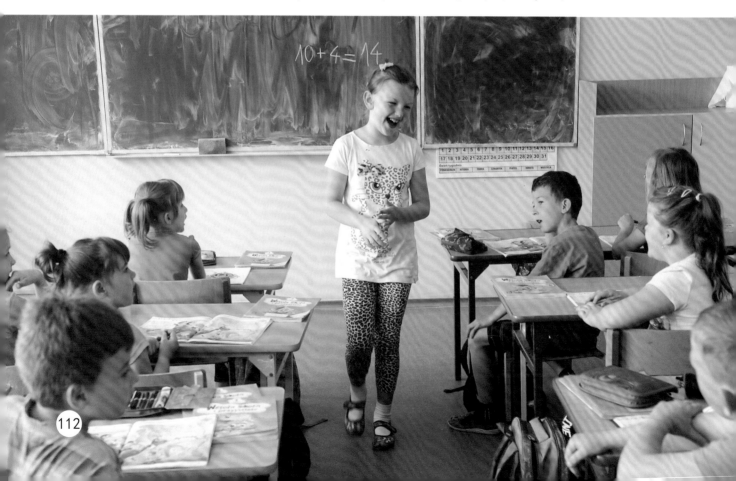

智商（IQ）是指获取知识、运用知识、分析问题、解决问题的能力，比如观察力、记忆力、想象力、判断力等，高智商始于知识和能力。情商（EQ）是指情绪商数、情绪智力、情绪智慧，它是一个人感受、理解、控制自己情感及他人情绪的能力，比如信心、恒心、毅力、忍耐、直觉、抗挫折力、合作精神，以及一些与心理素质有关的能力。

智商高的人并不代表他的情商也高，可能他与人沟通、合作的能力比较弱。情商高的人在情绪管理、心理素质方面会比较强，在具体技能方面不一定表现得才华横溢。

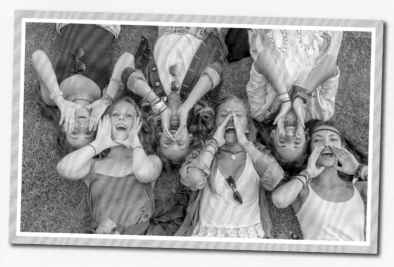

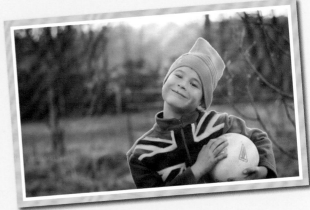

rén gé
人 格

　　有的人超级爱玩，有的人不爱说话，有的人非常和善，有的人爱与人争辩……每个人都有自己独特的个性，这样的个性决定了我们与人相处的态度、做事的方法等。人格是由基因和后天教养形成的。

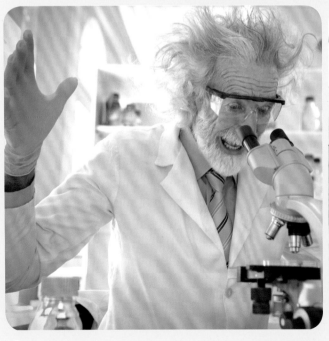
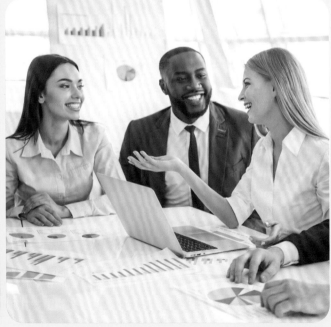

研究者把人格分为责任感、外向性、神经质、和善性和开放性五个因素，称为大五人格理论。

责任感强的人可靠、工作勤勉，但是遇事可能会过分计较。

外向的人信心十足，健谈；内向的人往往很害羞，不善于与人交谈。

神经质的人容易兴奋，比较敏感，容易激动。

和善性用来衡量一个人是否好相处。

开放性的人喜欢新经历和变化，对新事物充满好奇。

随着年龄的增长、环境的变化、阅历的增加，人的性格是可以改变的。

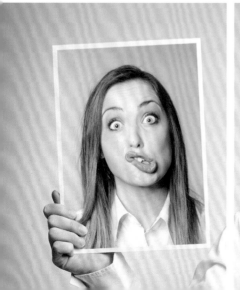
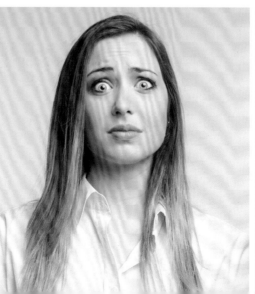
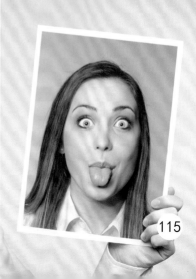

情绪
qíng xù

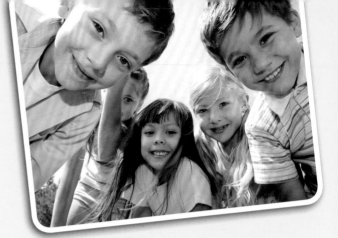

开心的时候，我们会大笑；难过的时候，我们会流泪；心愿没达成，我们会很失望……多样化的情绪使我们的人生更加丰富多彩。

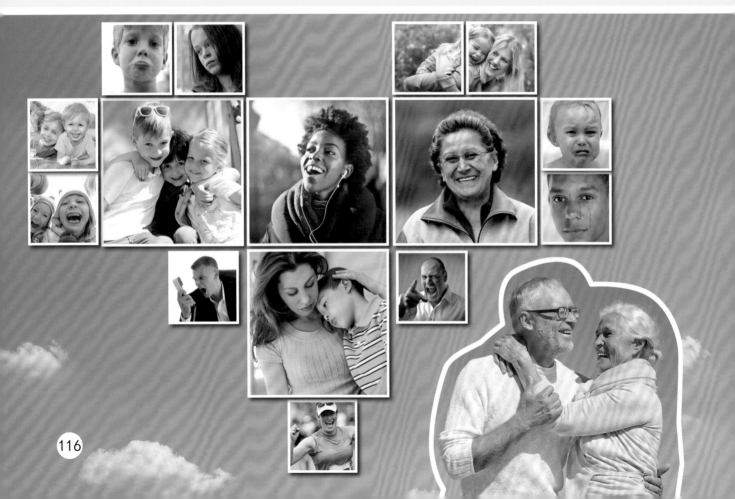

情绪是产生于大脑的一种状态。心理学家称恐惧、厌恶、惊奇、高兴、愤怒、忧伤这六种情绪为原生情绪，称负罪感、羞耻感、骄傲、嫉妒等情绪为次生情绪。

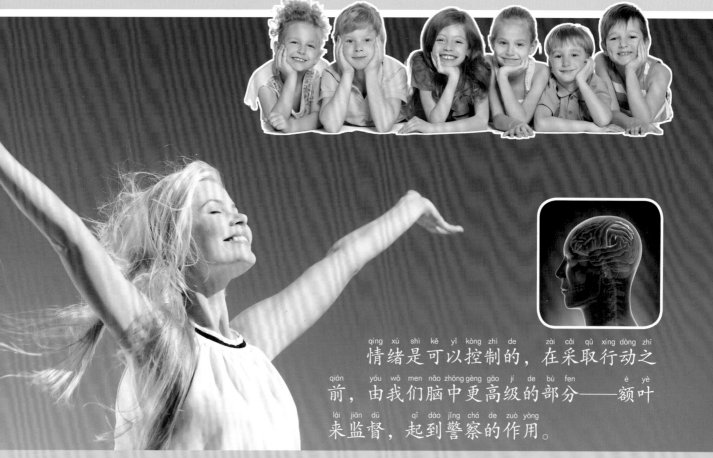

情绪是可以控制的，在采取行动之前，由我们脑中更高级的部分——额叶来监督，起到警察的作用。

古希腊人希波克拉特将人的气质分为多血质、胆汁质、黏液质、抑郁质四个类型。这种分法虽然缺乏科学依据，却有着广泛的影响，被普遍接受。

身体语言

shēn tǐ yǔ yán

人与人之间的交流方式除了语言和表情以外，还有打手势、点头、握手、拥抱、亲吻等，这些就是我们常说的肢体语言，也叫身体语言。

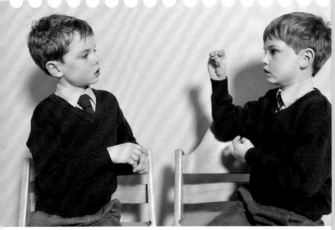

用身体来"说话"并不是我们有意识的举止，在与人聊天儿的过程中，用语言表达的同时我们会不自觉地去做一些身体动作。同时我们也会无意识地读懂别人的身体语言。比如，我们能够感觉到某人喜欢或不喜欢我们，却不知道到底为什么。

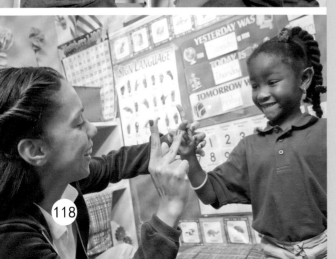